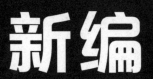

检验医学与临床应用

XINBIAN JIANYAN YIXUE YU LINCHUANG YINGYONG

主编 赵 艳 孙玉霞 刘向华 张传晖

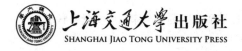

上海交通大学出版社
SHANGHAI JIAO TONG UNIVERSITY PRESS

内容提要

　　本书详细介绍了尿液检验、粪便检验、细菌学检验、真菌学检验等内容，适合各级医院的检验科医务人员和各科室临床医务人员参考阅读，还可作为医学院校学生的辅助参考资料。

图书在版编目（CIP）数据

　　新编检验医学与临床应用 / 赵艳等主编. --上海：
上海交通大学出版社，2023.10
　　ISBN 978-7-313-29006-9

　　Ⅰ．①新… Ⅱ．①赵… Ⅲ．①临床医学－医学检验
Ⅳ．①R446.1

　　中国国家版本馆CIP数据核字（2023）第120577号

新编检验医学与临床应用
XINBIAN JIANYAN YIXUE YU LINCHUANG YINGYONG

主　　编：赵　艳　孙玉霞　刘向华　张传晖
出版发行：上海交通大学出版社　　　　　　地　　址：上海市番禺路951号
邮政编码：200030　　　　　　　　　　　　电　　话：021-64071208
印　　制：广东虎彩云印刷有限公司
开　　本：710mm×1000mm　1/16　　　　经　　销：全国新华书店
字　　数：213千字　　　　　　　　　　　　印　　张：12.25
版　　次：2023年10月第1版　　　　　　　　插　　页：2
书　　号：ISBN 978-7-313-29006-9　　　　印　　次：2023年10月第1次印刷
定　　价：198.00元

编委会

主　编

赵　艳　孙玉霞　刘向华　张传晖

副主编

易　涛　高绪霞　王广凤　戴永刚

编　委（按姓氏笔画排序）

王广凤（山东省淄博市临淄区妇幼保健院/齐都医院）

刘向华（山东省枣庄市中区疾病预防控制中心）

孙玉霞（山东省招远市蚕庄中心卫生院）

张传晖（山东省聊城市茌平区人民医院）

易　涛（湖北省黄石市中医医院）

赵　艳（山东省新泰市中医医院）

侯　娟（山东省枣庄市峄城区中医院）

高绪霞（山东省青岛市黄岛区张家楼卫生院）

戴永刚（山东省立第三医院）

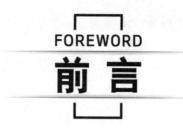

FOREWORD

前 言

　　检验医学是通过目视观察、物理、化学、仪器或分子生物学方法检测患者血液、体液、分泌物、排泄物和脱落物等标本的学科，目的是为临床提供有价值的实验资料。随着现代科学技术的发展、医学检验技术的提高，新的检验项目层出不穷，检验科医务人员只有不断地学习本学科的前沿知识，才能与时俱进，不断创新，跟上检验医学发展的步伐。为了适应临床检验医学发展的需要，我们特邀请经验丰富的检验科医务人员编著了《新编检验医学与临床应用》一书。

　　本书以实用性为原则，首先简要介绍了临床检验标本的采集方法，然后详细介绍了尿液检验、粪便检验、细菌学检验、真菌学检验等内容。本书注重将基础理论与临床技术相结合，不仅总结了编者丰富的临床经验，而且参考了国内外大量的检验医学资料，融入了现代医学检验的新理论、新方法和新技术，内容全面、结构合理、资料新颖、可读性强，有助于规范检验科医务人员的临床操作，协助临床医务人员对疾病做出正确的诊断和及时的治疗，并为观察疗效、推测预后以及疾病预防等提供有价值的信息。本书是集系统性、科学性和先进性于一体的检验医学书籍，适合各级医院的检验科医务人员和各科室临床医务人员参考阅读，还可作为医学院校学生的辅助参考资料。

　　本书在编写过程中得到了各编者所在单位及科室同道的鼎力支持，在此表示衷心感谢！由于编者时间仓促、学识水平有限，加上检验医学范围广泛、内容日新月异，书中难免存在缺漏和不足之处，诚恳地希望各位读者提出宝贵意见，以供再版时修改。

《新编检验医学与临床应用》编委会
2023 年 2 月

CONTENTS

目 录

第一章 临床检验标本的采集方法

第一节 血液标本的采集

一、静脉血的采集

(一)原理

利用负压的原理,使用真空采血管或注射器将针头刺入浅静脉后,通过真空负压控制定量采集静脉血或通过手工控制吸取一定量的静脉血。

(二)试剂与器具

压脉带、垫枕和手套;70％乙醇、消毒棉球或棉签;一次性无菌针头、持针器和真空采血管,或者使用注射器和试管;胶带。

(三)操作

(1)对照申请单核对患者身份。

(2)采血部位的选择:患者取坐位或仰卧位,前臂置于桌面枕垫上或水平伸直。检查患者的肘前静脉,为使静脉血管充分暴露,可让患者握紧拳头,系上压脉带。采血人员可用示指触摸寻找合适的静脉,触摸时能感觉到静脉所在区域较周围其他组织的弹性大,一般肘臂弯曲部位或稍往下区域是比较理想的穿刺部位。如在一只手臂上找不到合适的静脉,则用同样的方法检查另一只手臂。如需从腕部、手背或脚部等处的静脉采血,最好由有经验的采血人员进行。

(3)静脉穿刺的准备:选择好合适的穿刺部位后,放松压脉带,依照《医疗机构消毒技术规范》(WS/T2012－367)的要求,使用70％～80％的乙醇擦拭消毒2遍,作用3分钟,消毒范围强调以穿刺部位为中心,由内向外缓慢旋转,逐步涂擦,共2次,消毒皮肤面积应≥5 cm×5 cm。

(4)静脉穿刺:①将患者的手臂置于稍低位置,在穿刺点上方约 6 cm 处系紧压脉带,嘱受检者紧握拳头,使静脉充盈显露。采血人员一手拿着采血装置,另一只手的手指固定穿刺部位下方的皮肤,以使静脉位置相对固定。②手握持针器或注射器,保持穿刺针的方向和静脉走向一致,穿刺针与皮肤间的夹角约为 20°,针尖斜面朝上。③将穿刺针快速、平稳地刺入皮肤和静脉。使用真空采血器时一只手固定住持针器和穿刺针,另一只手将真空采血管从持针器另一端推入;使用注射器穿刺成功后右手固定针筒,左手解开压脉带后,再缓缓抽动注射器针栓至采集到所需血量。④血液开始流出即可解开压脉带,或者在开始采最后一管标本后立即解开压脉带,同时嘱患者松开拳头。⑤用消毒干棉球压住穿刺点,拔出针头,嘱患者继续按压棉球并保持手臂上举数分钟,如患者无法做到,则由采血人员按压穿刺点直至不出血。⑥在静脉穿刺处贴上不会引起过敏的胶条以助止血,如穿刺点的按压力度和时间不够,可能会导致皮下出血,形成瘀斑。⑦来回颠倒采血管数次将标本和抗凝剂混匀,但不可剧烈摇晃。⑧将采血针弃于利器盒内。⑨按实验室要求在每支采血管上贴好标签。⑩如是门诊患者,嘱其静坐片刻,确认无头晕、恶心等不良反应后再允许患者离开。

(四)注意事项

(1)采血部位通常选择肘前静脉,如此处静脉不明显,可采用手背、手腕、腘窝和外踝部静脉;幼儿可采用颈外静脉。

(2)使用真空采血器前应仔细阅读厂家说明书。使用前勿松动一次性真空采血试管盖塞,以防采血量不准。

(3)使用注射器采血时,切忌将针栓回推,以免注射器中气泡进入血管形成气栓,造成严重后果。

(4)采血过程中应尽可能保持穿刺针位置不变,以免血流不畅。

(5)压脉带捆扎时间不应超过 1 分钟,否则会使血液成分的浓度发生改变。

(6)如果一次需要采集多管血液标本,应按以下顺序采血:血培养管→需氧,血培养管→厌氧,凝血项管,无抗凝剂管(含或不含促凝剂和分离胶),有抗凝剂管。

(7)如遇受检者发生晕针,应立即拔出针头,让其平卧。必要时可用拇指压掐或针刺人中、合谷等穴位,嗅吸芳香氨酊等药物。

二、外周血的采集

(一)试剂与器具

(1)一次性使用的无菌采血针。

(2)70％乙醇棉球。

(3)一次性手套和消毒干棉球。

(4)不同检测所需特殊器具(如用于制作血涂片的玻片、微量移液管、血细胞计数稀释液、微量血细胞比容测量管)。

(二)操作

(1)采血部位:成人以无名指或中指的指尖内侧为宜;特殊患者(如烧伤)必要时可从足跟部两侧或拇指采血;婴儿理想的采血部位是足底面两侧的中部或后部,针刺的深度不应超过2 mm,靠近足底面后部的针刺深度不应超过1 mm。

(2)可轻轻按摩采血部位,使其自然充血,用70％乙醇棉球消毒局部皮肤,待干。

(3)操作者用左手拇指和示指紧捏穿刺部位两侧,右手持无菌采血针,自指尖内侧迅速有力地穿刺,即刻拔出采血针并弃于利器盒内。

(4)用消毒干棉球擦去第1滴血,按需要依次采血。采血顺序:血涂片、EDTA抗凝管、其他抗凝管、血清及微量采集管。

(5)可轻柔按压周围组织以获得足量的标本。

(6)采血完毕,用消毒干棉球压住伤口,止血片刻。

(三)注意事项

(1)所选的采血部位要避开冻疮、炎症、水肿和瘢痕等患处;除特殊情况外,不宜从耳垂采血。

(2)不宜从婴儿的手指以及脚后方跟腱处采血,以防止可能造成骨组织和神经组织的损伤。

(3)采血部位宜保持温暖,有利于血液顺畅流出。

(4)消毒皮肤后应待酒精挥发,皮肤干燥后方可采血,否则流出的血液不呈圆滴状,也可能会导致溶血。

(5)穿刺深度一般不超过2 mm;针刺后,稍加按压以血液能流出为宜。

三、抗凝剂的选用

血液一般检验常用的抗凝剂有以下3种。

(一)枸橼酸钠(柠檬酸钠)

枸橼酸能与血液中的钙离子结合形成螯合物,从而阻止血液凝固。市售枸橼酸钠多含 2 个分子的结晶水,相对分子质量为 294.12,常用浓度为109 mmol/L(32 g/L)。枸橼酸钠与血液的比例多采用 1∶9($V∶V$)。常用于凝血试验和红细胞沉降率测定(魏氏法血沉测定时抗凝剂为 0.4 mL 加血1.6 mL)。

(二)乙二胺四乙酸二钠或乙二胺四乙酸二钾

抗凝机制与枸橼酸钠相同。全血细胞分析用 EDTA-K_2 · $2H_2O$,1.5~2.2 mg可阻止 1 mL 血液凝固。由于 EDTA-Na_2 溶解度明显低于 EDTA-K_2,故 EDTA-K_2 特别适用于全血细胞分析,尤其适用于血小板计数。由于其影响血小板聚集及凝血因子检测,故不适合做凝血试验和血小板功能检查。

(三)肝素

肝素是一种含有硫酸基团的黏多糖,相对分子质量为 15 000,与抗凝血酶结合,促进其对凝血因子Ⅻ、Ⅺ、Ⅸ、Ⅹ和凝血酶活性的抑制,抑制血小板聚集从而达到抗凝。通常用肝素盐或锂盐粉剂(125 U=1 mg)配成 1 g/L 肝素水溶液,即每毫升含肝素 1 mg。取 0.5 mL 置小瓶中,37~50 ℃烘干后,能抗凝 5 mL 血液。适用于血气分析、电解质、钙等测定,不适合凝血常规和血液学一般检查(可使白细胞聚集并使血涂片产生蓝色背景)。

四、血涂片制备

(一)器材

清洁、干燥、无尘、无油脂的载玻片(25 mm×75 mm,厚度为0.8~1.2 mm)。

(二)操作

血涂片制备方法很多,目前临床实验室普遍采用的是手工推片法,即用楔形技术制备血涂片方法,在玻片近一端1/3 处,加 1 滴(约 0.05 mL)充分混匀的血液,握住另一张边缘光滑的推片,以 30°~45°角使血滴沿推片迅速散开,快速、平稳地推动推片至载玻片的另一端。

(三)注意事项

(1)血涂片应呈舌状,头、体、尾三部分清晰可分。

(2)推好的血涂片在空气中晃动,使其尽快干燥。天气寒冷或潮湿时,应于 37 ℃恒温箱中保温促干,以免细胞变形缩小。

(3)涂片的厚薄、长度与血滴的大小、推片与载玻片之间的角度、推片时的速度及血细胞比容有关。一般认为血滴越大、角度越大、速度越快则血膜越厚;反之则血膜越薄。血细胞比容高于正常时,血液黏度较高,保持较小的角度,可得满意结果;相反,血细胞比容低于正常时,血液较稀,则应用较大角度、推片速度较快。

(4)血涂片应在 1 小时内染色或在 1 小时内用无水甲醇(含水量<3%)固定后染色。

(5)新购置的载玻片常带有游离碱质,必须用约 1 mol/L HCl 浸泡 24 小时后,再用清水彻底冲洗,擦干后备用。用过的载玻片可放入含适量肥皂或其他洗涤剂的清水中煮沸 20 分钟,洗净,再用清水反复冲洗,蒸馏水最后浸洗后擦干备用。使用时,切勿用手触及玻片表面。

(6)血液涂片既可直接用非抗凝的静脉血或毛细血管血,也可用 EDTA 抗凝血制备。由于 EDTA 能阻止血小板聚集,故在显微镜下观察血小板形态时非常合适。但 EDTA 抗凝血有时能引起红细胞皱缩和白细胞聚集,因此最好使用非抗凝血制备血涂片。

(7)使用 EDTA-K$_2$ 抗凝血液样本时,应充分混匀后再涂片。抗凝血样本应在采集后 4 小时内制备血涂片,时间过长可引起中性粒细胞和单核细胞的形态学改变。注意制片前,样本不能冷藏。

五、血涂片染色

(一)瑞氏染色法

1.原理

瑞氏(Wright)染色法使细胞着色既有化学亲和作用,又有物理吸附作用。各种细胞由于其所含化学成分不同,对染料的亲和力也不一样,因此,染色后各种细胞呈现出各自的染色特点。

2.试剂

(1)瑞氏染液:①瑞氏染料 0.1 g。②甲醇(AR)60.0 mL。

瑞氏染料由酸性染料伊红和碱性染料亚甲蓝组成。将瑞氏染料放入清洁干燥的研钵里,先加少量甲醇,充分研磨使染料溶解,将已溶解的染料倒入棕色试剂瓶中,未溶解的再加少量甲醇研磨,直至染料完全溶解,甲醇全部用完为止,即为瑞氏染液。配好后放室温中,1 周后即可使用。新配染液效果较差,放置时间越长,染色效果越好。久置应密封,以免甲醇挥发或氧化成甲酸。染液中也可加中性甘油 2~3 mL,除可防止甲醇过早挥发外,也可使细胞着色清晰。

(2)pH 6.8 磷酸盐缓冲液。①磷酸二氢钾(KH$_2$PO$_4$):0.3 g。②磷酸氢二钠(Na$_2$HPO$_4$):0.2 g。加少量蒸馏水溶解,再用蒸馏水加至 1 000 mL。

3.操作

以血涂片染色为例。

(1)采血后推制厚薄适宜的血涂片(见血涂片制备)。

(2)用蜡笔在血膜两头画线,然后将血涂片平放在染色架上。

(3)加瑞氏染液数滴,以覆盖整个血膜为宜,染色约1分钟。

(4)滴加约等量的缓冲液与染液混合,室温下染色5～10分钟。

(5)用流水冲去染液,待干燥后镜检。

4.注意事项

(1)pH对细胞染色有影响。由于细胞各种成分均由蛋白质构成,蛋白质均为两性电解质,所带电荷随溶液pH而定。对某一蛋白质而言,如环境$pH < pI$(pI为该蛋白质的等电点),则该蛋白质带正电荷,即在酸性环境中正电荷增多,易与酸性伊红结合,染色偏红;相反,则易与亚甲蓝结合,染色偏蓝。因细胞着色对氢离子浓度十分敏感。因此,应使用清洁中性的载玻片,稀释染液必须用pH 6.8缓冲液,冲洗载玻片必须用中性水。

(2)未干透的血膜不能染色,否则染色时血膜易脱落。

(3)染色时间的长短与染液浓度、染色时温度及血细胞多少有关。染色时间与染液浓度、染色时温度成反比,染色时间与细胞数量成正比。

(4)冲洗时不能先倒掉染液,应用流水冲去,以防染料沉淀在血膜上。

(5)如血膜上有染料颗粒沉积,可用甲醇溶解,但需立即用水冲掉甲醇,以免脱色。

(6)染色过淡,可以复染。复染时应先加缓冲液,创造良好的染色环境,而后加染液,或加染液与缓冲液的混合液,不可先加染液。

(7)染色过深可用水冲洗或浸泡水中一定时间,也可用甲醇脱色。

(8)染色偏酸或偏碱时,均应更换缓冲液再重染。

(9)瑞氏染液的质量好坏除用血涂片实际染色效果评价外,还可采用吸光度比值(ratio of absorption,RA)评价。瑞氏染液的成熟指数以RA(A650 nm/A525 nm)=1.3 ± 0.1为宜。

(二)瑞氏-吉姆萨复合染色法

1.原理

吉姆萨染色原理与瑞氏染色相同,但提高了噻嗪染料的质量,加强了天青的作用,使细胞核着色效果较好,但和中性颗粒着色比较瑞氏染色法差。因此,瑞氏-吉姆萨(Wright-Giemsa)复合染色法可取长补短,使血细胞的颗粒及胞核均能获得满意的染色效果。

2.试剂

瑞氏-吉姆萨复合染色液。

Ⅰ液:取瑞氏染粉 1 g,吉姆萨染粉 0.3 g,置洁净研钵中,加少量甲醇(分析纯),研磨片刻,吸出上层染液。然后加少量甲醇继续研磨,再吸出上层染液。如此连续几次,共用甲醇 500 mL。采集于棕色玻璃瓶中,每天早、晚各振摇 3 分钟,共 5 天,以后存放一周即能使用。

Ⅱ液:取 pH 6.4～6.8 磷酸盐缓冲液。

磷酸二氢钾(无水):6.64 g,磷酸氢二钠(无水):2.56 g,加少量蒸馏水溶解,用磷酸盐调整 pH,加水至 1 000 mL。

3.操作

瑞氏-吉姆萨染色方法基本上与瑞氏染色法相同。

(三)30 秒快速单一染色法

1.试剂

(1)储存液。瑞氏染粉 2.0 g,吉姆萨染粉 0.6 g,天青Ⅱ0.6 g,甘油 10.0 mL,聚乙烯吡咯烷酮(PVP)20.0 g,甲醇 1 000 mL。

(2)磷酸盐缓冲液(pH 6.2～6.8)。磷酸二氢钾 6.64 g,磷酸氢二钠 0.26 g,苯酚 4.0 mL,蒸馏水加至 1 000 mL。

(3)应用液:储存液、磷酸盐缓冲液按 3∶1 比例混合放置 14 天后备用。

2.操作

将染液铺满血膜或将血片浸入缸内,30 秒后用自来水冲洗。

(四)快速染色法

1.试剂

Ⅰ液:磷酸二氢钾 6.64 g,磷酸氢二钠 2.56 g,水溶性伊红 Y 4.0 g(或伊红 B 2.5 g),蒸馏水 1 000 mL,苯酚 40 mL,煮沸,待冷后备用。

Ⅱ液:亚甲蓝 4 g,蒸馏水 1 000 mL,高锰酸钾 2.4 g,煮沸,待冷后备用。

2.操作

把干燥血涂片浸入快速染色液的Ⅰ液中 30 秒,水洗,再浸入Ⅱ液 30 秒,水洗,待干。

第二节　排泄物标本的采集

一、尿液标本种类和采集

实验室应制订并实施正确采集和处理尿标本的指导手册,并使负责采集尿标本的人员方便获得这些资料或向患者告知采集说明。有关尿液标本种类和采集方法请参见卫生行业标准WS/T348－2011《尿液标本的采集及处理指南》和CLSI指南 GP-16A3《尿液分析》的要求。尿液标本采集注意事项如下。

(一)标本留取时间

1.采集常规尿液分析的尿标本

应留取新鲜尿,以清晨第 1 次尿为宜,较浓缩,条件恒定,易检出异常,便于对比。

2.采集急诊患者尿液分析的尿标本

可随时留取(随机尿)。

3.采集特殊检验尿液分析的尿标本

(1)采集计时尿标本:应告知患者留尿起始和终止时间;留取前应将尿液排空,然后采集该时段内(含终止时间点)排出的所有尿液。

(2)采集使用防腐剂的尿标本:应建议患者先将尿液采集于未加防腐剂的干净容器内,然后小心地将尿液倒入实验室提供的含防腐剂容器中。

(3)采集多项检测尿标本:应针对不同检测项目分别留取尿标本(可分次留取,也可一次留取分装至不同容器中)。

(4)采集特定时段内尿标本:尿液应保存于 2～8 ℃条件下。

(5)采集时段尿尿标本:如总尿量超过单个容器的容量时,须用两个容器,检测前必须充分混匀两个容器内的尿液,最常用的方法是在两个尿容器之间来回相互倾倒尿标本;第 2 个容器采集的尿量一般较少,故注意加入防腐剂的量相应减少。

(6)采集卧床导尿患者的尿标本:将尿袋置于冰袋上;如患者可走动,应定期排空尿袋,将尿液存放在 2～8 ℃条件下。

(二)标本采集容器

应清洁、无渗漏、无颗粒;制备容器的材料与尿液成分不发生反应;容器和盖均无干扰物质附着,如清洁剂等;容器的容积一般应≥50 mL,采集 24 小时尿标本的容器的容积应为 3 L 左右;容器口为圆形,直径应≥4 cm;容器底部应较宽,适于稳定放置;容器盖应安全、密闭性好而又易于开启;推荐使用一次性容器;采集微生物检查标本容器应干燥无菌。

(三)标本容器标识

尿标本容器的标签材料应具有置于冰箱后仍能粘牢的特性;应在容器上粘贴标签,不可只粘贴于容器盖上;标签提供的信息应至少包含:①患者姓名;②唯一性标志;③采集尿液的日期和时间;④如尿标本加入防腐剂应注明名称,并加上防腐剂如溢出可对人体造成伤害的警示内容(还需口头告知患者)。

(四)标本留取书面指导

至少应包括以下几项。

(1)洗手清洁:患者留取标本前要洗手,并实施其他必要的清洁措施。

(2)信息核实:交给患者的尿液采集容器应贴有标签,并要求核对患者姓名。

(3)最少留尿量:留取所需检验项目的最小尿标本量(还需口头告知患者)。

(4)避免污染和干扰源:如避免污染经血、白带、精液、粪便,烟灰、糖纸等,避免光照影响尿胆原等化学物质分解或氧化。

(5)容器加盖:防止尿液外溢。

(6)记录标本留取时间。

(五)尿液防腐与保存

通常,尿标本采集后应在 2 小时内完成检验,避免使用防腐剂;如尿标本不能及时完成检测,则宜置于 2～8 ℃条件下保存,但不能超过 6 小时(微生物学检查标本在 24 小时内仍可进行培养)。根据检测项目特点,尿标本可采用相应的防腐剂防腐,而无需置冰箱保存。

选择适当的防腐剂。有多种防腐剂适用于该分析时,应选择危害性最小的防腐剂。

(六)检验后尿液标本的处理

1.尿标本

应按生物危害物处理,遵照各级医院规定的医疗废弃物处理方法进行处理。

2.一次性使用尿杯

使用后置入医疗废弃物袋中,统一处理。

3.尿容器及试管等器材

使用后可先浸入消毒液(如 0.5%过氧乙酸、5%甲酚皂液等)浸泡消毒 12～24 小时后再处理。

二、粪便采集

(一)常规检验

采集粪便标本的方法因检查目的不同而有差别,如常规检验留取新鲜指头大小(约 5 g)即可,放入干燥、清洁、无吸水性的有盖容器内送检。不应采取尿壶、便盆中的粪便标本,因标本中混入尿液和消毒剂等,可破坏粪便的有形成分,混入植物、泥土、污水等,因腐生性原虫、真菌胞子、植物种子、花粉等易干扰检验结果。粪便标本检验时,应选择其中脓血黏液等病理成分,若无病理成分,可多部位取材。采集标本后,应在 1 小时内完成检查,否则可因 pH 及消化酶等影响,使粪便中细胞成分破坏分解。

(二)寄生虫检验

粪便必须新鲜,送检时间一般不宜超过 24 小时。如检查肠内原虫滋养体,应于排便后迅速送检,立即检查,冬季需采取保温(35～37 ℃)措施。血吸虫毛蚴孵化应留新鲜粪便,≥30 g。检查蛲虫卵需用透明胶带,在清晨排便前由肛门四周取标本,也可用棉签拭取,但均须立即镜检。检查寄生虫体及虫卵计数,须用洁净、干燥的容器,并防止污染;粪便不可混入尿液及其他体液等,以免影响检查结果。

(三)化学检验

采用化学法做潜血试验应嘱患者于采集标本前 3 天起禁食动物性和含过氧化物酶类食物(如萝卜、西红柿、韭菜、木耳、花菜、黄瓜、苹果、柑橘和香蕉等),并禁服铁剂和维生素 C 等,以免出现假阳性反应;连续检查 3 天,并选取外表及内层粪便;采集标本后须迅速送检,以免因长时间放置使潜血反应的敏感度降低。粪胆原定量检查应采集 3 天粪便,混合称量,从其中取出约 20 g 送验;查胆汁成分的粪便标本不应在室温中长时间放置,以免阳性率降低。

(四)细菌检验

粪便标本应采集于灭菌有盖容器内,勿混入消毒剂及其他化学药品,并立即送检。

(五)检验后粪便标本的处理

1.粪标本

应按生物危害物处理,遵照各级医院规定的医疗废弃物处理方法进行处理。

2.纸类或塑料等容器

使用后置入医疗废弃物袋中,统一处理。

3.瓷器、玻璃等器皿

使用后可先浸入消毒液(如0.5%过氧乙酸、5%甲酚皂液等)浸泡消毒12～24小时再处理。

第三节　微生物检验标本的采集

一、血液标本的微生物检验

(一)标本采集时间、采集频率

1.一般原则

一般情况下应在患者发热初期或发热高峰时采集。原则上应选择在抗生素应用之前,对已用药而因病情不允许停药的患者,也应在下次用药前采集。

2.疑为布鲁氏菌感染

最易获得阳性培养的是发热期的血液或骨髓。除发热期采血外还可多次采血,一般为24小时抽3～4次。

3.疑为沙门菌感染

根据病程和病情可在不同的时间采集标本。肠热症患者在病程第1～2周内采集静脉血液,或在第1～3周内采集骨髓是最佳时间。

4.疑为亚急性细菌性心内膜炎

除在发热期采血外应多次采集。第1天做3次培养,如果24小时培养阴性,应继续抽血3份或更多次进行血液培养。

5.疑为急性细菌性心内膜炎

治疗前1～2小时分别在3个不同部位采集血液,分别进行培养。

6.疑为急性败血症

脑膜炎、骨髓炎、关节炎、急性未处理的细菌性肺炎和肾盂肾炎除在发热期采血外,应在治疗前短时间内于身体不同部位采血,如左、右手臂或颈部,在24 小时内采血 3 次或更多次,分别进行培养。

7.疑为肺炎链球菌感染

最佳时机是在寒战、高热或休克时,此时采集样本阳性率较高。

8.不明原因发热

可于发热周期内多次采血做血液培养。如果 24 小时培养结果阴性,应继续采血 2～3 份或更多次做血液培养。

(二)采集容量

采血量以每瓶 5～8 mL 为宜。当怀疑真菌感染时采集双份容量。

(三)采集标本注意事项

(1)培养瓶必须平衡至室温,采血前后用 75% 乙醇或聚维酮碘消毒培养瓶橡胶瓶盖部分。采集标本后应立即送检,如不能及时送检,请放在室温中。在寒冷季节注意保温(不超过 35 ℃)。

(2)标本瓶做好标记,写好患者姓名、性别、年龄、病历号。

(3)严格做好患者采血部位的无菌操作,防止污染。

(4)应在申请单上标明标本采集时间。

(5)如同时做需氧菌及厌氧菌培养,应先把血样打入厌氧瓶,再打入需氧瓶,且要防止注射器内有气泡。

二、尿液标本的微生物检验

(一)采集时间

(1)一般原则:通常应采集晨起第 1 次尿液送检。原则上,应选择在抗生素应用之前采集尿液。

(2)沙门菌感染一般在病后 2 周左右采集尿液培养。

(3)怀疑泌尿系统结核时,留取晨尿或 24 小时尿的沉渣部分 10～15 mL送检。

(二)采集方法

1.中段尿采集方法

(1)女性:以肥皂水清洗外阴部,再以灭菌水或高锰酸钾(1∶1 000)水溶液冲洗尿道口,然后排尿弃去前段,留取中段尿 10 mL 左右于无菌容器中,立即加盖送检。

（2）男性：以肥皂水清洗尿道口，再用清水冲洗，采集中段尿 10 mL 左右于无菌容器中立即送检。

2.膀胱穿刺采集法

采集中段尿有时不能完全避免污染，可采用耻骨上膀胱穿刺取尿 10 mL 并置于无菌容器中立即送检。

3.导尿法

将导尿管末端消毒后弃去最初的尿液，留取 10～15 mL 尿液于无菌容器内送检。长期滞留导尿管患者，应在更换新管时留尿。

(三)注意事项

尿液标本采集和培养中最大的问题是细菌污染，因此要严格无菌操作，标本采集后应立即送检。无论何种方法采集尿液，均应在用药之前进行，尿液中不得加入防腐剂、消毒剂。

三、粪便标本的微生物检验

(一)采集时间

1.采样原则

腹泻患者应在急性期采集，以提高检出率，同时最好在用药之前。

2.怀疑沙门菌感染

肠热症在 2 周后；胃肠炎患者在急性期，早期采集新鲜粪便。

(二)采集方法

1.自然排便法

自然排便后，挑取有脓血、黏液部位的粪便 2～3 g，液状粪便取絮状物盛于无渗、漏、清洁的容器中送检。

2.肠拭子法

如不易获得粪便或排便困难的患者及幼儿，可用拭子采集直肠粪便，取出后插入灭菌试管内送检。

(三)注意事项

（1）为提高肠道致病菌检出率，应采集新鲜粪便做培养。

（2）腹泻患者应尽量在急性期采集标本（3 天内），以提高阳性率。

（3）采集标本最好在用药之前。

四、痰及上呼吸道标本的微生物检验

(一)采集时间

1.痰

最好在应用抗生素之前采集标本,以早饭前晨痰为好,对支气管扩张症或与支气管相通的空洞患者,清晨起床后进行体位引流,可采集大量痰液。

2.鼻咽拭子

时间上虽无严格限制,但应于抗生素治疗之前采集标本,咽部是呼吸和食物的通路,因此亦以晨起后早饭前为宜。

(二)采集方法

1.痰液标本

(1)自然咳痰法:患者清晨起床后,用清水反复漱口后用力自气管咳出第1口痰于灭菌容器内,立即送检。对于痰量少或无痰的患者可采用雾化吸入加温至 45 ℃的 10％NaCl 水溶液,使痰液易于排出。对咳痰量少的幼儿,可轻轻压迫胸骨上部的气管,使其咳嗽,将痰采集于灭菌容器内送检。

(2)支气管镜采集法:用支气管镜在肺内病灶附近用导管吸引或支气管刷直接取得标本,该方法在临床应用有一定困难。

(3)小儿取痰法:用弯压舌板向后压舌,用无菌棉拭子伸入咽部,小儿经压舌刺激咳嗽时,可喷出肺部或气管分泌物沾在棉拭子上,立即送检。

2.上呼吸道标本

采集上呼吸道标本通常采用无菌棉拭子。采集前患者应用清水反复漱口,由检查者将舌向外拉,使腭垂尽可能向外牵引,将棉拭子通过舌根到咽后壁或腭垂的后侧涂抹数次,但棉拭子要避免接触口腔和舌黏膜。

五、化脓和创伤标本的微生物检验

(一)开放性感染和已溃破的化脓灶

(1)外伤感染、癌肿溃破感染、脐带残端、外耳道分泌物等感染部位与体腔或外界相通,标本采集前先用无菌生理盐水冲洗表面污染菌,用无菌棉拭子采集脓液及病灶深部分泌物;如为慢性感染,污染严重,很难分离到致病菌,可取感染部位下的组织,无菌操作剪碎或研磨成组织匀浆送检。

(2)结膜性分泌物:脓性分泌物较多时,用无菌棉球擦拭,再用无菌棉拭子取结膜囊分泌物培养或涂片检查;分泌物少时,可做结膜刮片检查。

(3)扁桃体脓性分泌物:患者用清水漱口,由检查者将舌向外牵拉,用无菌棉拭子越过舌根涂抹扁桃体上的脓性分泌物,置无菌管内立即送检。

(4)外耳道分泌物:脓性分泌物较多时,先用无菌棉球擦拭,再取流出分泌物置无菌管送检。

(5)手术后切口感染:疑有切口感染时可取分泌物,也可取沾有脓性分泌物的敷料置灭菌容器内送检。

(6)导管治疗感染:应做导管尖端涂抹培养再加血培养。

(7)瘘管内脓液:用无菌棉拭子挤压瘘管,取流出脓液送检;也可用灭菌纱布条塞入瘘管内,次日取出送检。

(二)闭合性脓肿

(1)皮肤化脓(毛囊炎、疖、痈)和皮下软组织化脓感染:用2.5%～3.0%碘酊和75%乙醇消毒周围皮肤,穿刺抽取脓汁及分泌物送检,也可在切开排脓时,以无菌注射器或无菌棉拭子采集。

(2)淋巴结脓肿:经淋巴结穿刺术取脓液,盛于无菌容器内送检。

(3)乳腺脓肿、肝脓肿、脑脓肿、肾周脓肿、胸腔脓肿、腹水、心包积液、关节腔积液:可在手术引流时采集脓液或积液,也可做脓肿或积液穿刺采集脓液或积液,盛于无菌容器内立即送检。

(4)肺脓肿:体位引流使病肺处于高处,引流的支气管开口向下,痰液顺体位引流至气管咳出;也可在纤维支气管镜检查或手术时采集。

(5)胆囊炎:①十二指肠引流术采集胆汁,标本分3部分,即来自胆总管、胆囊及肝胆管。②手术时采集:在进行胆囊及胆管手术时,可从胆总管、胆囊直接采集。③胆囊穿刺法:进行胆道造影时采集胆汁。

(6)盆腔脓肿:已婚妇女可经阴道后穹隆切开引流或穿刺采集脓液,也可在肠镜暴露下经直肠穿刺或切开引流采集脓液检查。

(7)肛周脓肿:在患者皮肤黏膜表面先用碘酊消毒,75%乙醇脱碘,再用无菌干燥注射器穿刺抽取脓液,盛于无菌容器内立即送检。

六、生殖道标本的微生物检验

(一)生殖道分泌物

1.男性

(1)尿道分泌物:清洗尿道口,用灭菌纱布或棉球擦拭尿道口,采取从尿道口溢出的脓性分泌物或用无菌棉拭子插入尿道口内2～4 cm轻轻旋转取出分泌物。

（2）前列腺液：清洗尿道口，用按摩法采集前列腺液盛于无菌容器内立即送检。

（3）精液：受检者应5天以上未排精，清洗尿道口，体外排精液于无菌试管内立即送检。

2.女性

（1）尿道分泌物：清洗尿道口，用灭菌纱布或棉球擦拭尿道口，然后从阴道的后面向前按摩，使分泌物溢出，无肉眼可见的脓液，可用无菌棉拭子轻轻深入前尿道内，旋转棉拭子，采集标本。

（2）阴道分泌物：用窥器扩张阴道，用无菌棉拭子采集阴道口内4 cm内侧壁或后穹隆处分泌物。

（3）子宫颈分泌物：用窥器扩张阴道，先用灭菌棉球擦拭子宫颈口分泌物，用无菌棉拭子插入子宫颈管2 cm采集分泌物，转动并停留10～20秒，让无菌棉拭子充分吸附分泌物，或用去掉针头的注射器吸取分泌物，将所采集分泌物盛于无菌容器内立即送检。

（二）注意事项

（1）生殖器是开放性器官，标本采集过程中，应严格遵循无菌操作以减少杂菌污染。

（2）阴道内有大量正常菌群存在，采取子宫颈标本应避免触及阴道壁。

（3）沙眼衣原体在宿主细胞内繁殖，取材时拭子应在病变部位停留十几秒钟，并应采集尽可能多的上皮细胞。

七、穿刺液的微生物检验

（一）脑脊液

1.采集时间

怀疑为脑膜炎的患者，应立即采集脑脊液，最好在使用抗生素以前采集标本。

2.采集方法

用腰穿方法采集脑脊液3～5 mL，一般放入3个无菌试管，每个试管内1～2 mL。如果用于检测细菌或病毒，脑脊液量应≥1 mL；如果用于检测真菌或分枝杆菌，脑脊液量应≥2 mL。

3.注意事项

(1)如果用于检测细菌,采集脑脊液后,在常温下 15 分钟内送到实验室。脑脊液标本不可置于冰箱保存,否则会使病原菌死亡,尤其是脑膜炎奈瑟菌,肺炎链球菌和流感嗜血杆菌。常温下可保存 24 小时。

(2)如果用于检测病毒,脑脊液标本应放置冰块,在 4 ℃ 环境中可保存72 小时。

(3)如果只采集了一管脑脊液,应首先送到微生物室。

(4)做微生物培养时,建议同时做血培养。

(5)采集脑脊液的试管不需要加防腐剂。

(6)进行腰穿过程中,严格无菌操作,避免污染。

(二)胆汁及穿刺液

1.检测时间

怀疑感染存在时,应尽早采集标本,一般在患者使用抗生素之前或停止用药后 1~2 天采集。

2.采集方法

(1)首先用 2% 碘酊消毒穿刺要通过的皮肤。

(2)用针穿刺法抽取标本或外科手术方法采集标本,然后放入无菌试管或小瓶内,立即送到实验室。

(3)尽可能采集更多的液体,至少 1 mL。

3.注意事项

(1)在常温下 15 分钟内送到实验室。除心包液和做真菌培养外,剩余的液体可在常温下保存 24 小时。如果做真菌培养,上述液体只能在4 ℃ 以下保存。

(2)应严格无菌穿刺。

(3)为了防止穿刺液凝固,最好在无菌试管中预先加入灭菌肝素,再注入穿刺液。

(4)对疑有淋病性关节炎患者的关节液,采集后应立即送检。

八、真菌检验

(一)标本采集的一般注意事项

(1)用适当的方法准确采集感染部位的标本,避免污染。

(2)注意标本采集时间。清晨的痰和尿含菌较多,是采集这类标本的最佳时间。另外,应尽可能在使用抗真菌药物前采集。

(3)标本采集量应足够。如从血中分离真菌,一般采集量为 8～10 mL。

(4)用于真菌学检验的标本均需用无菌容器送检。

(5)送检项目有特殊注意事项时,一定要在检验申请单上注明,或直接与真菌实验室联系,以便实验室采用相应特殊方法处理标本。

(二)临床常见标本的采集

1.浅部真菌感染的标本采集

(1)皮肤标本:皮肤癣菌病采集皮损边缘的鳞屑。采集前用 75％乙醇消毒皮肤,待挥发后用手术刀或玻片边缘刮取感染皮肤边缘,刮取物放入无菌培养皿中送检。皮肤溃疡采集病损边缘的脓液或组织等。

(2)指(趾)甲标本:甲癣采集病甲下的碎屑或指(趾)甲。采集前用 75％乙醇消毒指(趾)甲,去掉指(趾)甲表面部分,尽可能取可疑的病变部分,用修脚刀修成小薄片,5～6 块为宜,放入无菌容器送检。

(3)毛发标本:采集根部折断处,不要整根头发,最少 5 根。

2.深部真菌感染的标本采集

(1)血液:采血量视所用真菌培养方法确定,一般为 8～10 mL。如用溶剂-离心法,成年人则需抽血 15 mL 加入 2 支 7.5 mL 的 Isolator 管中。此法可使红细胞和白细胞内的真菌释放出来,尤其适用于细胞内寄生菌,如荚膜组织胞浆菌和新型隐球菌的培养。采血后应立刻送检,如不能及时送检,血培养瓶或管应放在室温或 30 ℃以下环境中,但不要超过 8 小时,否则影响血中真菌的检测。

(2)脑脊液:≥3 mL,分别加入 2 支无菌试管中送检。一管做真菌培养或墨汁染色,另一管用于隐球菌抗原检测或其他病原菌培养。其他深部真菌感染的标本采集,如呼吸道、泌尿生殖道等标本,采集及送检方法与细菌学检验相同。

第四节　其他标本的采集

一、脑脊液标本采集

脑脊液标本由临床医师以无菌操作进行腰椎穿刺采集,必要时也可从小脑延髓池或侧脑室穿刺采集。获得合格的脑脊液标本涉及的环节包括容器准备、标本采集和处理方法。

(一)标本容器

采集脑脊液的容器应为无菌加盖透明试管,试管容积≥5 mL。一般需要准备3～4支试管。目前,脑脊液标本采集容器已有商业化专用管,容器标记信息必须明显、准确、完整。

(二)标本采集和转运

1.采集方法

脑脊液通常是由腰椎穿刺采集,必要时可从小脑延髓池或侧脑室穿刺获得。患者需侧卧于硬板床,背部与床面垂直,两手抱膝紧贴腹部,头向前胸屈曲,使躯干呈弓形,脊柱尽量后凸以增宽脊椎间隙。临床医师常规消毒,戴无菌手套,覆盖无菌洞巾,用2%利多卡因自皮肤到椎间韧带做局部麻醉。持穿刺针以垂直背部方向缓缓刺入,针尖稍斜向头部,进针深度3～5 cm(儿童为2～3 cm)。当针头穿过韧带与硬脑膜时,有阻力突然消失的落空感,此时可将针芯慢慢抽出,即可见脑脊液流出,穿刺成功后首先进行压力测定。

2.采集量

脑脊液应采集3～4管,第1管用于细菌培养检查(无菌操作),第2管用于化学和免疫学检查,第3管用于一般性状及细胞学检查(如遇高蛋白标本时,可加EDTA抗凝),怀疑有肿瘤细胞可加一管用于脱落细胞检查,每管2～3 mL为宜。

3.标本采集适应证和禁忌证

(1)适应证:①原因不明的剧烈头痛、昏迷、抽搐、瘫痪,疑为脑炎或脑膜炎者。②有脑膜刺激征者。③疑有颅内出血、中枢神经梅毒、脑膜白血病等。④神经系统疾病需系统观察或需进行椎管内给药、造影和腰麻等。

(2)禁忌证:①腰穿留取脑脊液前,一定要考虑是否有颅内压升高。如果眼底检查发现视盘水肿,先要做CT或MRI检查。影像学上如显示脑室大小正常且没有移位或后颅没有占位性征象,才可腰穿取脑脊液。②穿刺部位有化脓性感染灶。③凝血酶原时间延长、血小板计数<$50×10^9$/L、使用抗凝药物或任何原因导致的出血倾向,应在凝血障碍纠正后才能进行腰穿。④开放性颅脑损伤或有脑脊液漏。

4.标本转运

脑脊液标本留取后应立即送检。脑脊液标本必须由专人或专用的物流系统运送。标本运送过程中为保证安全及防止溢出,应采用密闭的容器。如果标本溢出,应以 0.2%过氧乙酸溶液或 75%乙醇溶液对污染的环境进行消毒。

5.送检时间

常规分析项目不要超过 1 小时,脑脊液放置过久,可发生下列变化而影响检验结果:①细胞破坏、沉淀、纤维蛋白凝块形成导致细胞分布不均匀而使计数不准确。②细胞离体后会逐渐退化变形,影响细胞分类计数和形态识别。③脑脊液葡萄糖因细胞或微生物代谢而不断分解,造成葡萄糖含量降低。④细菌溶解,干扰病原菌(尤其是脑膜炎奈瑟菌)的检出率,应特别注意细菌培养标本应室温送检,且无论送检前还是送检后都不能冷藏,因为常见脑脊液感染细菌都是苛养菌,对温度非常敏感,低温冷藏会使它们丧失活性甚至快速消亡。

6.标本接收

合格脑脊液标本的基本要求:检验申请单应填写清楚,信息完整;送检时间符合要求;标本量符合要求且无外溢。不合格的脑脊液标本应拒收或注明。

(三)标本检测后处理

脑脊液常规检测后的标本应加塞后室温条件保存 24 小时,生化检查过的标本应加盖后 2～8 ℃保存 24 小时。保存到期且完成检验的脑脊液标本及脑脊液标本检查过程中产生的各种废弃物,应按医疗废弃物规定统一处理,并做好记录。

二、男性生殖疾病相关的标本采集

(一)精液标本的采集

精液分析是评估男性生育能力的重要方法,也是男性生殖疾病诊断、疗效观察的试验依据。精液的分析结果易受射精的频度、温度、实验室条件、检验人员的技术熟练程度和主观判断能力等诸多因素影响。因此,精液采集与分析必须严格按照适宜的标准化程序进行,才能提供受检者临床状况的准确信息。

通常,精液采集需要注意以下几点。

(1)受检者采集精液前,实验室工作人员需要给受检者提供清晰的书面或口头指导,需要询问禁欲时间和受检目的,以及最近有无发热、服用某些药物、病史等,同时提供留样容器,并嘱咐留样时的注意事项。如果受检者不在实验室提供的房间留取精液,还应告诉受检者如何转运精液标本。

(2)标本采集时间通常为禁欲 2～7 天。如果需要进行精浆 α-葡萄糖苷酶的检测,禁欲时间应为 4～7 天,因为禁欲 2～3 天留取的精液所测精浆 α-葡萄糖苷酶水平(34.04 U/mL±11.22 U/mL)明显低于禁欲 4～7 天(47.25 U/mL±

17.54 U/mL)留取的精液标本。如果仅仅是为了观察受检者精液中有无精子，禁欲时间没有严格的限制。

（3）标本的采集最好在实验室提供的房间内单独进行。如果在实验室提供的房间内留取标本确实有困难，可以允许受检者在家里或宾馆里留取精液标本，但必须向受检者强调以下几点：①不可用避孕套留取，因为普通的乳胶避孕套可影响精子的存活；②不可用夫妇射精中断法，因为这很容易丢失部分精液或受到阴道分泌物的污染，尤其是初始部分的精液所含精子浓度最高；③在运送到实验室的过程中，标本应避免过冷或过热，尤其是冬天，标本通常置于内衣口袋里送检；④在采集标本后1小时内送到实验室，否则精液液化时间难以观察。

（4）应用手淫法留取精液，射入一洁净、干燥、广口的玻璃或塑料容器中，留取后置于35～37 ℃水浴箱中液化。如果需要进行精液培养，或精液标本用于宫腔内授精或体外授精时，受检者应先排尿，然后洗净双手和消毒阴茎，手淫后将精液射于一无菌容器中。标本容器应该保持在20～37 ℃环境中，以避免精子射入容器后，由于大的温度变化对精子产生影响。留取精液的容器应保证对精子活力没有影响，对于难以确定有无影响的初次使用的留样容器，应先进行比对试验后再用于临床；留样容器应能使阴茎头前端放入，又不会触及容器底部，以保证精液不会射至容器外，又不会黏附在阴茎头表面；留样容器应配备盖子，以免置于水浴箱中等待液化过程中水蒸气滴入样本中。另外，留取精液必须采集完整。

（5）采样容器上必须标明受检者姓名、采集时间、禁欲时间以及样本采集是否完整。如果使用了某些药物或有发热、某些特殊病史，应同时注明。每一个标本应有一个独一无二的编号。

（6）受检者最初的精液检测正常，可不必再次检测。如果首次精液检测结果异常，应再次留取精液标本供分析，2次精液标本采集的间隔时间通常为7～21天。如果需要多次采集标本，每次禁欲天数均应尽可能一致。

（7）精液采集方法以手淫法为标准采集方法，其可真实反映精液标本的状况，保证精液检查的准确性；有些受检者如脊髓损伤患者不能用手淫法取出精液，可用电动按摩器刺激阴茎头部及系带处，以帮助获得精液标本。以往也有用体外排精法和避孕套法采集精液的，但由于体外排精法可能会丢失精子浓度最高的前段精液，以及受女性生殖道内酸性分泌物的影响，故精液检查结果的准确性会受影响；避孕套采集精液法更是不可取，因为避孕套内表面有杀精剂，可影响精子活动率和存活率的分析，而且精液黏附在避孕套上不易采集完全。

(8)实验室技术人员应注意自身安全防护。精液标本应视为生物危险品,其可能含有有害的感染物质,如致病菌、人类免疫缺陷病毒、肝炎病毒、单纯疱疹病毒等。实验室技术人员必须穿上实验室外罩,使用一次性手套,并严格警惕被精液污染的锐利器械的意外伤害,避免开放性皮肤伤口接触精液。常规洗手,在实验室内决不允许饮食、吸烟、化妆、储存食物等。

(二)前列腺液的采集

前列腺液的采集一般由临床医师进行。即令患者排尿后,取胸膝卧位,手指从前列腺两侧向正中按摩,再沿正中方向,向尿道外挤压,如此重复数次,再挤压会阴部尿道,即可见有白色黏稠性的液体自尿道口流出。用载玻片或小试管承接标本,及时送检,如果需要进行前列腺液培养,则需进行无菌操作,即必须严格消毒外阴后,使用无菌容器接取标本。值得注意的是,患生殖系统结核的患者不适合做前列腺按摩,以防结核扩散;由于前列腺有许多小房,按摩时不一定把炎症部分挤出,故前列腺液检测常需重复进行。

三、女性生殖疾病相关的标本采集

(一)阴道分泌物的采集

标本的采集质量直接影响检验结果。女性生殖系统感染性疾病,尤其是下生殖道感染的检验诊断,阴道分泌物、宫颈分泌物是最常用的检验标本。为了真实反映阴道分泌物的性状,有利于检验诊断,取材前 24 小时应禁止性交、盆浴、阴道灌洗、阴道检查及局部上药等,以免影响检查结果。同时根据临床表现的不同,取材所用器材、取材的部位也会有所侧重。一般用阴道分泌物湿片检查,分泌物应取自阴道上、中 1/3 侧壁。可将分泌物直接做 pH 测定,或将分泌物分别置于滴有生理盐水(检查滴虫)和 10%KOH(检查酵母)的载玻片上做病原体检查。由于宫颈分泌物呈碱性,为了避免干扰 pH 测定,应避免取材时混入较多的宫颈黏液。由于滴虫在冷环境下活动减弱,不利于观察,冬季低温天气用阴道分泌物进行滴虫检验时应注意标本保温,同时取材时也应避免窥器润滑剂对滴虫检测的影响。

阴道分泌物湿片检查的标本采集可用普通的消毒棉签,也可用涤纶女性专用拭子;若用于病原体培养的取材则需要不具有抑菌作用的灭菌拭子;若用于宫颈 HPV-DNA 测定常用特制三角形毛刷,以获取较多的细胞,便于检测。

(二)生殖内分泌激素测定时血液的采集

激素测定的准确与否是实验室的事,但是实验室要发出准确的报告必须结合临床信息对测定出的结果进行合理性的分析,医师要分析结果也要结合临床表现,因此检验送检单与报告单上的信息一定要准确。

1.年龄

患者的年龄是判断性激素、促性腺激素是否正常的重要依据。青春期前性激素、促性腺激素均处低水平,低于正常生育年龄的男女。女性更年期后性激素明显降低,而促性腺激素(LH、FSH)在50~65岁持续高于40 U/L,而65岁以后随着垂体的衰老,LH、FSH值逐渐下降,在80岁后只有很低水平的FSH、LH了。因此,在测定激素采样时一定要获取准确的患者年龄信息,如果年龄错误,将生育年龄误作绝经年龄,出现高促性腺激素结果的时候会误作正常生理现象。

2.周期

月经周期是判断女性性腺轴激素是否正常时需考虑的问题。观察卵巢储备功能要在月经的第3天采血;如要考察是否排卵,应在月经中期测定LH峰值;观察黄体功能应在经前1周左右采血;对月经不规则又想通过激素测定了解是否有排卵者可间隔2周,采血2次测定孕酮等;采血时间必须考虑月经周期中激素的周期性变化。女性性激素、促性腺激素测定的检验单上必须有末次月经时间、采样时间等,以备分析结果时参考。

3.其他注意事项

(1)激素测定的采血虽然并不强调必须空腹,但由于目前用于激素测定的方法均为免疫学方法,高血脂、溶血等均有可能对结果造成影响,因此应予以避免。

(2)激素测定常用血清,血清应及时分离,部分激素在全血中易分解。采用具有促凝剂真空采血器时应注意促凝剂对激素测定结果的影响,必要时要与无促凝剂的采血器做对照试验。

第二章　　尿　液　检　验

第一节　尿液的理学检验

一、尿量

尿量主要取决于肾小球的滤过率、肾小管重吸收和浓缩与稀释功能。此外尿量变化还与外界因素如每天饮水量、食物种类、周围环境(气温、湿度)、排汗量、年龄、精神因素、活动量等相关。正常成人 24 小时内排尿为 1.0～1.5 L/24 h。

24 小时尿量>2.5 L 为多尿,可由饮水过多,特别饮用咖啡、茶或者失眠及使用利尿药、静脉输液过多时引起。病理性多尿常因肾小管重吸收和浓缩功能减退如尿崩症、糖尿病、肾功能不全、慢性肾盂肾炎等引起。

24 小时尿量<0.4 L 为少尿,可因机体缺水或出汗。病理性少尿主要见于脱水、血液浓缩、急性肾小球肾炎、各种慢性肾衰竭、肾移植术后急性排异反应、休克、心功能不全、尿路结石、损伤、肿瘤、尿路先天畸形等。

尿量不增多而仅排尿次数增加为尿频。见于膀胱炎、前列腺炎、尿道炎、肾盂肾炎、体质性神经衰弱、泌尿生殖系统处于激惹状态、磷酸盐尿症、碳酸盐尿症等。

二、外观

尿液外观包括颜色及透明度。正常人新鲜的尿液呈淡黄至橘黄色透明,影响尿液颜色的主要物质为尿色素、尿胆原、尿胆素及卟啉等。此外尿色还受酸碱度、摄入食物或药物的影响。

浑浊度可分为清晰、雾状、云雾状浑浊、明显浑浊几个等级。浑浊的程度根据尿中含混悬物质种类及量而定。正常尿浑浊的主要原因是因含有结晶和上皮细胞所致。病理性浑浊可因尿中含有白细胞、红细胞及细菌所致。放置过久而有轻度浑浊可因尿液酸碱度变化,尿内黏蛋白、核蛋白析出所致。淋巴管破裂产生的乳糜尿也可引起浑浊。在流行性出血热低血压期,尿中可出现蛋白、红细胞、上皮细胞等混合的凝固物,称"膜状物"。常见的外观改变有以下几种。

(一)血尿

尿内含有一定量的红细胞时称为血尿。由于出血量的不同可呈淡红色云雾状,淡洗肉水样或鲜血样,甚至混有凝血块。每升尿内含血量超过 1 mL 可出现淡红色,称为肉眼血尿。主要见于各种原因所致的泌尿系统出血,如肾结石或泌尿系统结石,肾结核、肾肿瘤及某些菌株所致的泌尿系统感染等。洗肉水样外观常见于急性肾小球肾炎。血尿还可由出血性疾病引起,见于血友病和特发性血小板减少性紫癜。镜下血尿指尿液外观变化不明显,而离心沉淀后进行镜检时能看到超过正常数量的红细胞者称镜下血尿。

(二)血红蛋白尿

当发生血管内溶血,血浆中血红蛋白含量增高,超过肝珠蛋白所能结合的量时,未结合的游离血红蛋白便可通过肾小球滤膜而形成血红蛋白尿。在酸性尿中血红蛋白可氧化成为正铁血红蛋白而呈棕色,如含量甚多则呈棕黑色酱油样外观。隐血试验呈强阳性反应,但离心沉淀后上清液颜色不变,镜检时不见红细胞或偶见溶解红细胞之碎屑,可与血尿相区别。卟啉尿症患者,尿液呈红葡萄酒色,碱性尿液中如存在酚红、番茄汁、芦荟等物质,酸性尿液中如存在氨基比林、磺胺等药物也可有不同程度的红色。血红蛋白尿见于蚕豆病、血型不合的输血反应、严重烧伤及阵发性睡眠性血红蛋白尿症等。

(三)胆红素尿

当尿中含有大量的结合胆红素,外观呈深黄色,振荡后泡沫亦呈黄色,若在空气中久置可因胆红素被氧化为胆绿素而使尿液外观呈棕绿色。胆红素见于阻塞性黄疸和肝细胞性黄疸。服用呋喃唑酮、核黄素后尿液亦可呈黄色,但胆红素定性阴性。服用大剂量熊胆粉、牛黄类药物时尿液可呈深黄色。

(四)乳糜尿

外观呈不同程度的乳白色,严重者似乳汁。因淋巴循环受阻,从肠道吸收的乳糜液未能经淋巴管引流入血而逆流进入肾,致使肾盂、输尿管处的淋巴管破裂,淋巴液进入尿液中所致。其主要成分为脂肪微粒及卵磷脂、胆固醇、少许纤维蛋白原和清蛋白等。乳糜尿多见于丝虫病,少数可由结核、肿瘤、腹部创伤或手术引起。乳糜尿离心沉淀后外观不变,沉渣中可见少量红细胞和淋巴细胞,丝虫病者偶可于沉渣中查出微丝蚴。乳糜尿需与脓尿或结晶尿等浑浊尿相鉴别,后二者经离心后上清转为澄清,而镜检可见多数的白细胞或盐类结晶,结晶尿加热加酸后浑浊消失。为确诊乳糜尿还可于尿中加少量乙醚振荡提取,因尿中脂性成分溶于乙醚而使水层浑浊程度比原尿减轻。

(五)脓尿

尿液中含有大量白细胞而使外观呈不同程度的黄色浑浊或含脓丝状悬浮物。见于泌尿系统感染及前列腺炎、精囊炎,脓尿蛋白定性常为阳性,镜检可见大量脓细胞。还可通过尿三杯试验初步了解炎症部位,协助临床鉴别诊断。

(六)盐类结晶尿

外观呈白色或淡粉红色颗粒状浑浊,尤其是在气温寒冷时常很快析出沉淀物。这类浑浊尿可通过在试管中加热、加乙酸进行鉴别。尿酸盐加热后浑浊消失,磷酸盐、碳酸盐则浑浊增加,但加乙酸后二者均变清,碳酸盐尿同时产生气泡。

除肉眼观察颜色与浊度外,还可以通过尿三杯试验进一步对病理尿的来源进行初步定位。尿三杯试验是在一次排尿中,人为地把尿液分成 3 段排出,分别盛于 3 个容器内,第 1 杯及第 3 杯每杯约 10 mL,其余大部分排于第 2 杯中。分别观察各杯尿的颜色、浑浊度、并做显微镜检查。多用于男性泌尿生殖系统疾病定位的初步诊断(表 2-1)。

表 2-1　尿三杯试验外观鉴别结果及诊断

第 1 杯	第 2 杯	第 3 杯	初步诊断
有弥散脓液	清晰	清晰	急性尿道炎,且多在前尿道
有脓丝	清晰	清晰	亚急性或慢性尿道炎
有弥散脓液	有弥散脓液	有弥散脓液	尿道以上部位的泌尿系统感染
清晰	清晰	有弥散脓液	前列腺炎、精囊炎、后尿道炎、三角区炎症、膀胱颈部炎症
有脓丝	清晰	有弥散脓液	尿道炎、前列腺炎、精囊炎

尿三杯试验还可鉴别泌尿道出血部位。

1.全程血尿(3 杯尿液均有血液)

血液多来自膀胱颈以上部位。

2.终末血尿(即第 3 杯有血液)

病变多在膀胱三角区、颈部或后尿道(但膀胱肿瘤患者大量出血时,也可见全程血尿)。

3.初期血尿(即第 1 杯有血液)

病变多在尿道或膀胱颈。

三、气味

正常新鲜尿液的气味来自尿内的挥发性酸,尿液久置后,因尿素分解而出现氨臭味。如新排出的尿液即有氨味提示有慢性膀胱炎及慢性尿潴留。糖尿病酮症时,尿液呈烂苹果样气味。此外还有药物和食物,特别是进食蒜、葱、咖喱等,尿液可出现特殊气味。

四、比重

尿比重是指在 4 ℃时尿液与同体积纯水重量之比。尿比重高低随尿中水分、盐类及有机物含量而异,在病理情况下还受尿蛋白、尿糖及细胞成分等影响。如无水代谢失调、尿比重测定可粗略反映肾小管的浓缩稀释功能。

(一)参考值

晨尿或通常饮食条件下:1.015～1.025。

随机尿:1.003～1.035(浮标法)。

(二)临床意义

1.高比重尿

高比重尿可见于高热、脱水、心功能不全、周围循环衰竭等尿少时,也可见于尿中含葡萄糖和碘造影剂时。

2.低比重尿

低比重尿可见于慢性肾小球肾炎、肾功能不全、肾盂肾炎、尿崩症、高血压等。慢性肾功能不全者,由于肾单位数目大量减少,尤其伴有远端肾单位浓缩功能障碍时,经常排出比重近于 1.010(与肾小球滤液比重接近)的尿称为等渗尿。

五、血清(浆)和尿渗量的测定

渗量代表溶液中一种或多种溶质中具有渗透活性微粒的总数量,而与微粒的大小、种类及性质无关。只要溶液的渗量相同,都具有相同的渗透压。测定尿渗量可了解尿内全部溶质的微粒总数量,可反映尿内溶质和水的相对排泄速度,以判断肾的浓缩稀释功能。

(一)参考值

血清平均为 290 mOsm/kg H_2O,范围为 280~300 mOsm/kg H_2O。成人尿液 24 小时内为 400~1 400 mOsm/kg H_2O,常见数值为 600~1 000 mOsm/kg H_2O。尿/血清比值应>3。

(二)临床意义

(1)血清<280 mOsm/kg H_2O 时为低渗性脱水,>300 mOsm/kg H_2O 时为高渗性脱水。

(2)禁饮 12 小时,尿渗量<800 mOsm/kg H_2O 表示肾浓缩功能不全。

(3)急性肾小管功能障碍时,尿渗量降低,尿/血清渗量比值≤1。由于尿渗量仅受溶质微粒数量的影响而改变,很少受蛋白质及葡萄糖等大分子影响。

六、自由水清除率测定

自由水清除率是指单位时间内(每小时或每分钟)尿中排出的游离水量。它可通过血清渗量、尿渗量及单位时间尿量求得。

(一)参考值

−25~−100 mL/h 或−0.4~−1.7 mL/min。

(二)临床意义

(1)自由水清除率为正值代表尿液被稀释,反之为负值时代表尿液被浓缩,其负值越大代表肾浓缩功能越佳。

(2)尿/血清渗量比值常因少尿而影响结果。

(3)急性肾衰竭早期,自由水清除率趋于零值,而且先于临床症状出现之前 2~3 天,常作为判断急性肾衰竭早期诊断指标。在治疗期间,自由水清除率呈现负值,大小还可反映肾功能恢复程度。

(4)可用于观察严重创伤、大手术后低血压、少尿或休克患者髓质功能损害的指标。

(5)肾移植时有助于早期发现急性排异反应,此时可近于零。

(6)用于鉴别非少尿性肾功能不全和肾外性氮质血症,后者往往正常。

第二节　尿液的化学检验

一、尿液蛋白质检查

正常人的肾小球滤液中存在小分子量的蛋白质,在通过近曲小管时绝大部分又被重吸收,因此终尿中的蛋白质含量仅为 $30\sim130$ mg/24 h。随机 1 次尿中蛋白质为 $0\sim80$ mg/L。尿蛋白定性试验为阴性反应。当尿液中蛋白质超过正常范围时称为蛋白尿。含量 >0.1 g/L 时定性试验可阳性。正常时分子量 7 万以上的蛋白质不能通过肾小球滤过膜,而分子量 1 万～3 万的低分子蛋白质虽大多可通过滤过膜,但又为近曲小管重吸收。由肾小管细胞分泌的蛋白如Tamm-Horsfall 蛋白(T-H 蛋白)、SIgA 等以及下尿路分泌的黏液蛋白可进入尿中。尿蛋白质 2/3 来自血浆蛋白,其中清蛋白约占 40%,其余为小分子量的酶如溶菌酶等、肽类、激素等。可按蛋白质的分子量大小分成 3 组。①高分子量蛋白质:分子量 >9 万,含量极微,包括由肾髓袢升支及远曲小管上皮细胞分泌的T-H 糖蛋白及分泌型 IgA 等;②中分子量蛋白质:分子量 4 万～9 万,是以清蛋白为主的血浆蛋白,可占尿蛋白总数的 $1/2\sim2/3$;③低分子量蛋白质:分子量 <4 万,绝大多数已在肾小管重吸收,因此尿中含量极少,如免疫球蛋白 Fc 片段,游离轻链、α_1 微球蛋白、β_2 微球蛋白等。

蛋白尿形成的机制有以下几点。

(一)肾小球性蛋白尿

肾小球因受炎症、毒素等的损害,引起肾小球毛细血管壁通透性增加,滤出较多的血浆蛋白,超过了肾小管重吸收能力所形成的蛋白尿,称为肾小球性蛋白尿。其机制除因肾小球滤过膜的物理性空间构型改变导致"孔径"增大外,还与肾小球滤过膜的各层特别是足突细胞层的唾液酸减少或消失,以致静电屏障作用减弱有关。

(二)肾小管性蛋白尿

由于炎症或中毒引起近曲小管对低分子量蛋白质的重吸收功能减退而出现以低分子量蛋白质为主的蛋白尿,称为肾小管性蛋白尿。尿中以 β_2 微球蛋白、溶菌酶等增多为主,清蛋白正常或轻度增多。单纯性肾小管性蛋白尿,尿蛋白含量较低,一般低于 1 g/24 h。常见于肾盂肾炎、间质性肾炎、肾小管性酸中毒、重金属(汞、镉、铋)中毒,应用庆大霉素、多黏菌素 B 及肾移植术后等。

(三)混合性蛋白尿

肾脏病变如同时累及肾小球及肾小管,产生的蛋白尿称混合性蛋白尿。在尿蛋白电泳的图谱中显示低分子量的 β_2-微球蛋白(β_2-MG)及中分子量的清蛋白同时增多,而大分子量的蛋白质较少。

(四)溢出性蛋白尿

血液循环中出现大量低分子量(分子量<4.5 万)的蛋白质如本周蛋白。血浆肌红蛋白(分子量为1.4 万)增多超过肾小管重吸收的极限于尿中大量出现时称为肌红蛋白尿,也属于溢出性蛋白尿,见于骨骼肌严重创伤及大面积心肌梗死。

(五)偶然性蛋白尿

当尿中混有多量血、脓、黏液等成分而导致蛋白定性试验阳性时称为偶然性蛋白尿。主要见于泌尿道的炎症、药物、出血及在尿中混入阴道分泌物、男性精液等,一般并不伴有肾本身的损害。

(六)生理性蛋白尿或无症状性蛋白尿

由于各种体外环境因素对机体的影响而导致的尿蛋白含量增多,可分为功能性蛋白尿及直立性蛋白尿。

功能性蛋白尿:机体在剧烈运动、发热、低温刺激、精神紧张、交感神经兴奋等所致的暂时性、轻度的蛋白尿。形成机制可能与上述原因造成肾血管痉挛或充血而使肾小球毛细血管壁的通透性增加所致。当诱发因素消失后,尿蛋白也迅速消失。生理性蛋白尿定性一般不超过(+),定量<0.5 g/24 h,多见于青少年期。

体位性蛋白尿:又称直立性蛋白尿,由于直立体位或腰部前突时引起的蛋白尿。其特点为卧床时尿蛋白定性为阴性,起床活动若干时间后即可出现蛋白尿,尿蛋白定性可达(++)甚至(+++),而平卧后又转成阴性,常见于青少年,可随年龄增长而消失。其机制可能与直立时前突的脊柱压迫肾静脉,或直立时肾的位置向下移动,使肾静脉扭曲而致肾脏处于淤血状态,与淋巴、血流受阻有关。

1.参考值

尿蛋白定性试验:阴性。尿蛋白定量试验:<0.1 g/L 或≤0.15 g/24 h(考马斯亮蓝法)。

2.临床意义

因器质性变,尿内持续性地出现蛋白,尿蛋白含量的多少,可作为判断病情的参考,但蛋白量的多少不能反映肾脏病变的程度和预后。

(1)急性肾小球肾炎:多数由链球菌感染后引起的免疫反应。持续性蛋白尿为其特征。蛋白定性检查常为(＋)～(＋＋)、定量检查大都不超过 3 g/24 h,但也有超过 10 g/24 h 者。一般于病后 2～3 周蛋白定性转为少量或微量,2～3 个月后多消失,也可呈间歇性阳性。成人患者消失较慢,若蛋白长期不消退,应疑及体内有感染灶或转为慢性的趋势。

(2)急进性肾小球肾炎:起病急、进展快。如未能有效控制,大多在半年至 1 年内死于尿毒症,以少尿、甚至无尿、蛋白尿、血尿和管型尿为特征。

(3)隐匿性肾小球肾炎:临床常无明显症状,但有持续性轻度的蛋白尿。蛋白定性检查多为(±)～(＋),定量检查常在 0.2 g/24 h 左右,一般不超过 1 g/24 h,可称为"无症状性蛋白尿"。在呼吸系统感染或过劳后,蛋白可有明显增多,过后可恢复到原有水平。

(4)慢性肾小球肾炎:病变累及肾小球和肾小管,多属于混合性蛋白尿。慢性肾炎普通型,尿蛋白定性检查常为(＋)～(＋＋＋),定量检查多在 3.5 g/24 h 左右;肾病型则以大量蛋白尿为特征,定性检查为(＋＋)～(＋＋＋＋),定量检查为 3.5～5.0 g/24 h 或 5.0 g/24 h 以上,但晚期,由于肾小球大部毁坏,蛋白排出量反而减少。

(5)肾病综合征:是由多种原因引起的一组临床症候群,包括慢性肾炎肾病型、类脂性肾病、膜性肾小球肾炎、狼疮性肾炎肾病型、糖尿病型肾病综合征和一些原因不明确的肾病综合征等。临床表现以水肿、大量蛋白尿、低蛋白血症、高脂血症为特征,尿蛋白含量较高,且易起泡沫,定性试验多为(＋＋＋)～(＋＋＋＋),定量试验常为 3.5～10.0 g/24 h,最多达 20 g 者。

(6)肾盂肾炎:为泌尿系统最常见的感染性疾病,临床上分为急性和慢性两期。急性期尿液的改变为脓尿,尿蛋白多为(±)～(＋＋)。每天排出量不超过 1 g。如出现大量蛋白尿应考虑有否肾炎、肾病综合征或肾结核并发感染的可能性。慢性期尿蛋白可呈间歇性阳性,常为(＋)～(＋＋),并可见混合细胞群和白细胞管型。

(7)肾内毒性物质引起的损害:由金属盐类如汞、镉、铀、铬、砷和铋等或有机溶剂如甲醇、甲苯、四氯化碳等以及抗菌药类如磺胺、新霉素、卡那霉素、庆大霉素、多黏菌素 B、甲氧苯青霉素等,可引起肾小管上皮细胞肿胀、退行性变和坏死等改变,故又称坏死性肾病。系因肾小管对低分子蛋白质重吸收障碍而形成的轻度或中等量蛋白尿,一般不超过 1.5 g/24 h,并有明显的管型尿。

(8)系统性红斑狼疮的肾脏损害:本病在组织学上显示有肾脏病变者高达90%～100%,但以肾脏病而发病者仅为 3%～5%。其病理改变以肾小球毛细血管丛为主,有免疫复合物沉淀和基底膜增厚。轻度损害型尿蛋白常在(＋)～(＋＋),定量检查为 0.5～1.0 g/24 h。肾病综合征型则尿蛋白大量增多。

(9)肾移植:肾移植后,因缺血而造成的肾小管功能损害,有明显的蛋白尿,可持续数周,当循环改善后尿蛋白减少或消失,如再度出现蛋白尿或尿蛋白含量较前增加,并伴有尿沉渣的改变,常提示有排异反应发生。

(10)妊娠和妊娠中毒症:正常孕妇尿中蛋白可轻微增加,属于生理性蛋白尿。此与肾小球滤过率和有效肾血流量较妊娠前增加 30%～50%以及妊娠所致的直立性蛋白尿(约占 20%)有关。妊娠中毒症则因肾小球的小动脉痉挛,血管腔变窄,肾血流量减少,组织缺氧使其通透性增加,血浆蛋白从肾小球漏出之故。尿蛋白多为(＋)～(＋＋),病情严重时可增至(＋＋＋)～(＋＋＋＋),如定量超过 5 g/24 h,提示为重度妊娠中毒症。

二、本周蛋白尿检查

本周蛋白是免疫球蛋白的轻链单体或二聚体,属于不完全抗体球蛋白,分为 K 型和 λ 型,其分子量分别为 22 000 和 44 000,蛋白电泳时可在 α_2～γ 球蛋白区带间的某个部位出现 M 区带,多位于 γ 区带及 β-γ 区。易从肾脏排出称轻链尿。可通过肾小球滤过膜滤出,若其量超过近曲小管所能吸收的极限,则从尿中排出,在尿中排出率多于清蛋白。肾小管对本周蛋白具有重吸收及异化作用,通过肾排泄时,可抑制肾小管对其他蛋白成分的重吸收,并可损害近曲、远曲小管,因而导致肾功能障碍及形成蛋白尿,同时有清蛋白及其他蛋白成分排出。本周蛋白在加热至 40～60 ℃时可发生凝固,温度升至 90～100 ℃时可再溶解,故又称凝溶蛋白。

(一)原理

尿内本周蛋白在加热 40～60 ℃时,出现凝固沉淀,继续加热至 90～100 ℃时又可再溶解,故利用此凝溶特性可将此蛋白与其他蛋白区分。

(二)参考值

尿本周蛋白定性试验:阴性(加热凝固法或甲苯磺酸法)。

(三)临床意义

1.多发性骨髓瘤

多发性骨髓瘤是浆细胞恶性增生所致的肿瘤性疾病,其异常浆细胞(骨髓瘤细胞),在制作免疫球蛋白的过程中,产生过多的轻链且在未与重链装配前即从细胞内分泌排出,经血液循环由肾脏排至尿中,有35%～65%的病例本周蛋白尿呈阳性反应,但每天排出量有很大差别,可从 1 g 至数十克,最高达 90 g 者,有时定性试验呈间歇阳性,故一次检验阴性不能排除本病。

2.华氏巨球蛋白血症

华氏巨球蛋白血症属浆细胞恶性增殖性疾病,血清内 IgM 显著增高为本病的重要特征,约有 20% 的患者尿内可出现本周蛋白。

3.其他疾病

如淀粉样变性、恶性淋巴瘤、慢性淋巴细胞性白血病、转移瘤、慢性肾炎、肾盂肾炎、肾癌等患者尿中也偶见本周蛋白,可能与尿中存在免疫球蛋白碎片有关。

三、尿液血红蛋白、肌红蛋白及其代谢产物的检查

(一)血红蛋白尿的检查

当血管内有大量红细胞破坏,血浆中游离血红蛋白超过 1.5 g/L(正常情况下肝珠蛋白最大结合力为 1.5 g/L 血浆)时,血红蛋白随尿排出,尿中血红蛋白检查阳性,称血红蛋白尿。血红蛋白尿特点,外观呈脓茶色或透明的酱油色,镜检时无红细胞,但隐血呈阳性反应。

1.原理

血红蛋白中的亚铁血红素有类似过氧化物酶活性,能催化过氧化氢放出新生态的氧,氧化受体氨基比林使之呈色,借以识别血红蛋白的存在。

2.参考值

正常人尿中血红蛋白定性试验:阴性(氨基比林法)。

3.临床意义

(1)阳性可见于各种引起血管内溶血的疾病,如葡萄糖-6-磷酸脱氢酶缺乏在食蚕豆或使用药物伯氨喹、磺胺、菲那西丁时引起的溶血。

(2)血型不合输血引起的急性溶血,广泛性烧伤、恶性疟疾、某些传染病(猩红热、伤寒、丹毒)、毒蕈中毒、毒蛇咬伤等大都有变性的血红蛋白出现。

(3)遗传性或继发性溶血性贫血,如阵发性寒冷性血红蛋白尿症、行军性血

红蛋白尿症及阵发性睡眠性血红蛋白尿症。

(4)自身免疫性溶血性贫血、系统性红斑狼疮等。

(二)肌红蛋白尿的检查

肌红蛋白是横纹肌、心肌细胞内的一种含亚铁血红素的蛋白质,其结构及特性与血红蛋白相似,但仅有一条肽链,分子量为 1.60 万～1.75 万。当肌肉组织受损伤时,肌红蛋白可大量释放到细胞外入血流,因分子量小,可由肾排出。尿中肌红蛋白检查阳性,称肌红蛋白尿。

1.原理

肌红蛋白和血红蛋白一样,分子中含有血红素基团,具有过氧化物酶活性,能用邻甲苯胺或氨基比林与过氧化氢呈色来鉴定,肌红蛋白在 80％饱和硫酸铵浓度下溶解,而血红蛋白和其他蛋白质则发生沉淀,可资区别。

2.参考值

肌红蛋白定性反应:阴性(硫酸铵法)。肌红蛋白定量试验:＜4 mg/L(酶联免疫吸附法)。

3.临床意义

(1)阵发性肌红蛋白尿:肌肉疼痛性痉挛发作 72 小时后出现肌红蛋白尿。

(2)行军性肌红蛋白尿:非习惯性过度运动。

(3)创伤:挤压综合征、子弹伤、烧伤、电击伤、手术创伤。

(4)原发性肌疾病:肌肉萎缩、皮肌炎及多发性肌炎、肌肉营养不良等。

(5)组织局部缺血性肌红蛋白尿:心肌梗死早期、动脉梗死。

(6)代谢性肌红蛋白尿:乙醇中毒、砷化氢、一氧化碳中毒、巴比妥中毒、肌糖原积累等。

(三)含铁血黄素尿的检查

含铁血黄素尿为尿中含有暗黄色不稳定的铁蛋白聚合体,是含铁的棕色色素。血管内溶血时肾在清除游离血红蛋白过程中,血红蛋白大部分随尿排出,产生血红蛋白尿。其中的一部分血红蛋白被肾小管上皮细胞重吸收,并在细胞内分解成含铁血黄素,当这些细胞脱落至尿中时,可用铁染色法检出,细胞解体时,则含铁血黄素颗粒释放于尿中,也可用普鲁士蓝反应予以鉴别。

1.原理

含铁血黄素中的高铁离子,在酸性环境下与亚铁氰化物作用,产生蓝色的亚铁氰化铁,又称普鲁士蓝反应。

2.参考值

含铁血黄素定性试验:阴性(普鲁士蓝法)。

3.临床意义

尿内含铁血红素检查,对诊断慢性血管内溶血有一定价值,主要见于阵发性睡眠性血红蛋白尿症、行军性肌红蛋白尿、自身免疫溶血性贫血、严重肌肉疾病等。但急性溶血初期,血红蛋白检查阳性,因血红蛋白尚未被肾上皮细胞摄取,未形成含铁血黄素,本试验可呈阴性。

(四)尿中卟啉及其衍生物检查

卟啉是血红素生物合成的中间体,为构成动物血红蛋白、肌红蛋白、过氧化氢酶、细胞色素等的重要成分。卟啉是由 4 个吡咯环连接而成的环状化合物。血红素的合成过程十分复杂,其基本原料是琥珀酰辅酶 A 和甘氨酸,B 族维生素也参与作用。正常人血和尿中含有少量的卟啉类化合物。卟啉病是一种先天性或获得性卟啉代谢紊乱的疾病,其产物大量由尿和粪便排出,并出现皮肤、内脏、精神和神经症状。

1.卟啉定性检查

(1)原理:尿中卟啉类化合物(金属卟啉、粪卟啉、原卟啉)在酸性条件下用乙酸乙酯提取,经紫外线照射下显红色荧光。

(2)参考值:尿卟啉定性试验阴性(Haining 法)。

2.卟胆原定性检查

(1)原理:尿中卟胆原是血红素合成的前身物质,它与对二甲氨基苯甲醛在酸性溶液中作用,生成红色缩合物。尿胆原及吲哚类化合物亦可与试剂作用,形成红色。但前者可用氯仿将红色提取,后者可用正丁醇将红色抽提除去,残留的尿液如仍呈红色,提示有卟胆原。

(2)参考值:尿卟胆原定性试验阴性(Watson-Schwartz 法)。

(3)临床意义:卟啉病引起卟啉代谢紊乱,导致其合成异常和卟啉及其前身物与氨基-γ-酮戊酸及卟胆原的排泄异常,在这种异常代谢过程中产生的尿卟啉、粪卟啉大量排出。临床应用:①肝性卟啉病呈阳性;②鉴别急性间歇性卟啉病。因患者出现腹疼、胃肠道症状、精神症状等,易与急性阑尾炎、肠梗阻、神经精神疾病混淆,检查卟胆原可作为鉴别诊断参考。

四、尿糖检查

临床上出现在尿液中的糖类,主要是葡萄糖尿,偶见乳糖尿、戊糖尿、半乳糖尿等。正常人尿液中可有微量葡萄糖,每天尿内排出<2.8 mmol/24 h,用定性方法检查为阴性。糖定性试验呈阳性的尿液称为糖尿,尿糖形成的原因如下:当血中葡萄糖浓度>8.8 mmol/L 时,肾小球滤过的葡萄糖量超过肾小管重吸收能力("肾糖阈")即可出现糖尿。

尿中出现葡萄糖取决于 3 个因素:①动脉血中葡萄糖浓度;②每分钟流经肾小球中的血浆量;③近端肾小管上皮细胞重吸收葡萄糖的能力即肾糖阈。肾糖阈可随肾小球滤过率和肾小管葡萄糖重吸收率的变化而改变。当肾小球滤过率减低时可导致"肾糖阈"提高,而肾小管重吸收减少时则可引起肾糖阈降低。葡萄糖尿除因血糖浓度过高引起外,也可因肾小管重吸收能力降低引起,后者血糖可正常。

(一)参考值

尿糖定性试验:阴性(葡萄糖氧化酶试带法)。尿糖定量试验:<2.8 mmol/24 h(<0.5 g/24 h),浓度为0.1~0.8 mmol/L。

(二)临床意义

1.血糖增高性糖尿

(1)饮食性糖尿:因短时间摄入大量糖类(>200 g)而引起。确诊须检查清晨空腹的尿液。

(2)持续性糖尿:清晨空腹尿中呈持续阳性,常见于因胰岛素绝对或相对不足所致糖尿病,此时空腹血糖水平常已超过肾阈,24 小时尿中排糖近于 100 g 或更多,每天尿糖总量与病情轻重相平行。如并发肾小球动脉硬化症,则肾小球滤过率减少,肾糖阈升高,此时血糖虽已超常,尿糖亦呈阴性,进食后 2 小时由于负载增加则可见血糖升高,尿糖阳性,对于此型糖尿病患者,不仅需要检查空腹血糖及尿糖定量,还需进一步进行糖耐量试验。

(3)其他疾病血糖增高性糖尿见于:①甲状腺功能亢进,由于肠壁的血流加速和糖的吸收增快,因而在饭后血糖增高而出现糖尿;②肢端肥大症,可因生长激素分泌旺盛而致血糖升高,出现糖尿;③嗜铬细胞瘤,可因肾上腺素及去甲肾上腺素大量分泌,致使磷酸化酶活性增强,促使肝糖原降解为葡萄糖,引起血糖升高而出现糖尿;④库欣综合征,因皮质醇分泌增多,使糖原异生旺盛,抑制己糖磷酸激酶和对抗胰岛素作用,因而出现糖尿。

(4)一过性糖尿:又称应激性糖尿,见于颅脑外伤、脑血管意外、情绪激动等情况下,脑血糖中枢受到刺激,导致肾上腺素、胰高血糖素大量释放,因而可出现暂时性高血糖和糖尿。

2.血糖正常性糖尿

肾性糖尿属血糖正常性糖尿,因近曲小管对葡萄糖的重吸收功能低下所致。其中先天性者为家族性肾性糖尿,见于范可尼综合征,患者出现糖尿而空腹血糖、糖耐量试验均正常;新生儿糖尿是因肾小管功能还不完善;后天获得性肾性糖尿可见于慢性肾炎和肾病综合征时。妊娠后期及哺乳期妇女,出现糖尿可能与肾小球滤过率增加有关。

3.尿中其他糖类

尿中除葡萄糖外还可出现乳糖、半乳糖、果糖、戊糖等,除受进食种类不同影响外,可能与遗传代谢紊乱有关。

(1)乳糖尿:有生理性和病理性两种,前者出现在妊娠末期或产后 2～5 天,后者见于消化不良的患儿尿中,当乳糖摄取量在 100 g 以上时因缺乏乳糖酶 1,则发生乳糖尿。

(2)半乳糖尿:先天性半乳糖血症是一种常染色体隐性遗传性疾病。由于缺乏半乳糖-1-磷酸尿苷转化酶或半乳糖激酶,不能将食物内半乳糖转化为葡萄糖所致,患儿可出现肝大、肝功损害、生长发育停滞、智力减退、哺乳后不安、拒食、呕吐、腹泻、肾小管功能障碍等,此外还可查出氨基酸尿(精、丝、甘氨酸等)。由半乳糖激酶缺乏所致白内障患者也可出现半乳糖尿。

(3)果糖尿:正常人尿液中偶见果糖,摄取大量果糖后尿中可出现暂时性果糖阳性。在肝脏功能障碍时,肝脏对果糖的利用下降,导致血中果糖升高而出现果糖尿。

(4)戊糖尿:尿液中出现的主要是 L-阿拉伯糖和 L-木糖。在食用枣、李子、樱桃及其他果汁等含戊糖多的食品后,一过性地出现在尿液中,后天性戊糖增多症,是因为缺乏从 L-木酮糖向木糖醇的转移酶,尿中每天排出木酮糖 4～5 g。

五、尿酮体检查

酮体是乙酰乙酸、β-羟丁酸及丙酮的总称,为体内脂肪酸代谢的中间产物。正常人血中丙酮浓度较低,为 2.0～4.0 mg/L,其中乙酰乙酸、β-羟丁酸、丙酮分别约占 20%、78%、2%。一般检查方法为阴性。在饥饿,各种原因引起糖代谢发生障碍、脂肪分解增加及糖尿病酸中毒时,因产生酮体速度大于组织利用速度,可出现酮血症,继而产生酮尿。

(一)原理

尿中丙酮和乙酰乙酸在碱性溶液中与硝普钠作用产生紫红色化合物。

（二）参考值

尿酮体定性试验：阴性（Rothera 法）。

（三）临床意义

1.糖尿病酮症酸中毒

由于糖利用减少、分解脂肪产生酮体增加而引起酮症，尿内酮体呈强阳性反应。当肾功能严重损伤而肾阈值增高时，尿酮体可减少，甚至完全消失。

2.非糖尿病性酮症者

如感染性疾病发热期、严重腹泻、呕吐、饥饿、禁食过久、全身麻醉后等均可出现酮尿。妊娠妇女常因妊娠反应，呕吐、进食少，以致体脂降解代谢明显增多，发生酮病而致酮尿。

3.中毒

如氯仿、乙醚麻醉后、磷中毒等。

4.服用双胍类降糖药

如苯乙双胍等，由于药物有抑制细胞呼吸的作用，可出现血糖降低，但酮尿阳性的现象。

六、脂肪尿和乳糜尿检查

尿液中混有脂肪小滴时称为脂肪尿。尿中含有淋巴液、外观呈乳糜状称乳糜尿。由呈胶体状的乳糜微粒和蛋白质组成，其形成原因是经肠道吸收的脂肪皂化后成乳糜液，由种种原因致淋巴引流不畅而未能进入血液循环，以至逆流在泌尿系统淋巴管中时，可致淋巴管内压力升高、曲张破裂、乳糜液流入尿中呈乳汁样。乳糜尿中混有血液，则称乳糜血尿。乳糜尿中主要含卵磷脂、胆固醇、脂酸盐及少量纤维蛋白原、清蛋白等。如合并泌尿道感染，则可出现乳糜脓尿。

（一）原理

乳糜由脂肪微粒组成，较大的脂粒在镜下呈球形，用苏丹Ⅲ染成红色者为乳糜阳性。过小的脂粒，不易在镜下观察，可利用其溶解乙醚的特性，加乙醚后使乳白色浑浊尿变清，即为乳糜阳性。

（二）参考值

乳糜定性试验：阴性。

(三)临床意义

1.淋巴管阻塞

淋巴管阻塞常见于丝虫病,乳糜尿是慢性期丝虫病的主要临床表现之一。这是由丝虫在淋巴系统中,引起炎症反复发作,大量纤维组织增生,使腹部淋巴管或胸导管广泛阻塞所致。

2.过度疲劳、妊娠及分娩后等因素

诱发出现间歇性乳糜尿,偶尔也见少数病例呈持续阳性。

3.其他

先天性淋巴管畸形、腹内结核、肿瘤、胸腹部创伤、手术伤、糖尿病、高脂血症、肾盂肾炎、棘球蚴病、疟疾等也可引起乳糜尿。

七、尿液胆色素检查

尿中胆色素包括胆红素、尿胆原及尿胆素。由于送检多为新鲜尿,尿胆原尚未氧化成尿胆素,故临床多查尿胆红素及尿胆原。

(一)胆红素检查

胆红素是血红蛋白分解代谢的中间产物,是胆汁中的主要成分,可分为未经肝处理的未结合胆红素和经肝与葡萄糖醛酸结合形成的结合胆红素。未结合胆红素不溶于水,在血中与蛋白质结合不能通过肾小球滤膜。结合胆红素分子量小,溶解度高,可通过肾小球滤膜,由尿中排出。由于正常人血中结合胆红素含量很低($< 4 \mu mol/L$),滤过量极少,因此尿中检不出胆红素,如血中结合胆红素增加可通过肾小球滤膜使尿中结合胆红素增加,尿胆红素试验阳性反应。

1.原理

尿液中的胆红素与重氮试剂作用,生成红色的偶氮化合物。红色的深浅大体能反应胆红素含量的多少。

2.参考值

胆红素试验:阴性(试带法)。

(二)尿胆原检查

1.原理

尿胆原在酸性溶液中与对二甲氨基苯甲醛作用,生成樱红色化合物。

2.参考值

尿胆原定性试验:正常人为弱阳性,其稀释度在 1∶20 以下(改良 Ehrlich 法)。

(三)尿胆素检查

1.原理

在无胆红素的尿液中,加入碘液,使尿中尿胆原氧化成尿胆素,当与试剂中的锌离子作用,形成带绿色荧光的尿胆素-锌复合物。

2.参考值

尿胆素定性试验:阴性(Schilesinger 法)。

3.临床意义

临床上根据黄疸产生的机制可区分为溶血性黄疸、肝细胞性和阻塞性黄疸3型。尿三胆检验在诊断鉴别3型黄疸上有重要意义。

(1)溶血性黄疸:见于体内大量溶血时,如溶血性贫血、疟疾、大面积烧伤等。由于红细胞破坏时未结合胆红素增加,使血中含量增高,未结合胆红素不能通过肾,尿中胆红素检查为阴性。未结合胆红素增加,导致肝细胞代偿性产生更多的结合胆红素。当将其排入肠道后转变为粪胆原的量亦增多,尿胆原的形成也增加,而肝脏重新利用尿胆原的能力有限(肝功能也可能同时受损)所以尿胆原的含量也增加可呈阳性或强阳性。

(2)肝细胞性黄疸:肝细胞损伤时其对胆红素的摄取、结合、排除功能均可能发生障碍。由于肝细胞坏死、肝细胞肿胀、毛细胆管受压,而在肿胀与坏死的肝细胞间弥散经血窦使胆红素进入血液循环,导致血中结合胆红素升高,因其可溶于水并经肾排出,使尿胆红素试验呈阳性。但由于肝细胞处理未结合胆红素及尿胆原的能力下降,故血中未结合胆红素及尿胆原均可增加,此外经肠道吸收的粪胆原也因肝细胞受损不能将其转变为胆红素,而以尿胆原形式由尿中排出,因此在肝细胞黄疸时尿中胆红素与尿胆原均呈明显阳性,而粪便中尿胆原则往往减少。在急性病毒性肝炎时,尿胆红素阳性可早于临床黄疸。其他原因引起的肝细胞黄疸,如药物、毒物引起的中毒性肝炎也出现类似结果。

(3)阻塞性黄疸:胆汁淤积使肝胆管内压增高,导致毛细胆管破裂,结合胆红素不能排入肠道而逆流入血由尿中排出,尿胆红素检查呈阳性。由于胆汁排入肠道受阻,故尿胆原、粪胆原均显著减少。可见于各种原因引起的肝内外完全或不完全梗阻,如胆石症、胆管癌、胰头癌、原发性胆汁性肝硬化等。

八、尿液氨基酸检查

尿中有一种或数种氨基酸增多称为氨基酸尿。随着对遗传病的认识,氨基酸尿的检查已受到重视。由于血浆氨基酸的肾阈较高,正常尿中只能出现少量氨基酸。即使被肾小球滤出,也很易被肾小管重吸收。尿中氨基酸分为游离和结合二型,其中游离型排出量约为 1.1 g/24 h,结合型约为 2 g/24 h。结合型是氨基酸在体内转化的产物如甘氨酸与苯甲酸结合生成马尿酸;N-乙酰谷氨酸与苯甲酸结合生成苯乙酰谷氨酸。正常尿中氨基酸含量与血浆中明显不同,尿中氨基酸以甘氨酸、组氨酸、赖氨酸、丝氨酸及氨基乙磺酸为主。排泄量在年龄组上有较大差异,某些氨基酸儿童的排出量高于成人,可能由于儿童肾小管发育未成熟,重吸收减少之故。但成人的 β-氨基异丁酸、甘氨酸、门冬氨酸等又明显高于儿童。尿氨基酸除与年龄有关外,也因饮食、遗传和生理变化而有明显差别,如妊娠期尿中组氨酸、苏氨酸可明显增加。检查尿中氨基酸及其代谢产物,可作为遗传性疾病氨基酸异常的筛选试验。血中氨基酸浓度增加,可溢出在尿中,见于某些先天性疾病。如因肾受毒物或药物的损伤,肾小管重吸收障碍,肾阈值降低,所致肾型氨基酸尿时,患者血中氨基酸浓度则不高。

(一)胱氨酸尿检查

胱氨酸尿是先天性代谢病,主要原因是肾小管对胱氨酸、赖氨酸、精氨酸和鸟氨酸的重吸收障碍导致尿中这些氨基酸排出量增加。由于胱氨酸难溶解,易达到饱和,易析出而形成结晶,反复发生结石,尿路梗阻合并尿路感染;严重者可形成肾盂积水、梗阻性肾病,最后导致肾衰竭。

1.原理

胱氨酸经氰化钠作用后,与亚硝基氰化钠产生紫红色反应。

2.参考值

胱氨酸定性试验:阴性或弱阳性。胱氨酸定量试验:正常尿中胱氨酸、半胱氨酸为83~830 μmol(10~100 mg)/24 h尿(硝普钠法)。

3.临床意义

定性如呈明显阳性为病理变化,见于胱氨酸尿症。

(二)酪氨酸尿检查

酪氨酸代谢病是一种罕见的遗传性疾病。由于缺乏对羟基苯丙酮酸氧化酶和酪氨酸转氨酶,尿中对羟基苯丙酮酸和酪氨酸显著增加,临床表现为结节性肝硬化、腹部膨大、脾大、多发性肾小管功能障碍等。

1.原理

酪氨酸与硝酸亚汞和硝酸汞反应生成一种红色沉淀物。

2.参考值

尿酪氨酸定性试验:阴性(亚硝基苯酚法)。

3.临床意义

临床见于急性磷、氯仿或四氯化碳中毒,急性重型肝炎或肝硬化、白血病、糖尿病性昏迷或伤寒等。

(三)苯丙酮尿检查

苯丙酮尿症是由于患者肝脏中缺乏苯丙氨酸羟化酶,使苯丙氨酸不能氧化成酪氨酸,只能变成苯丙酮酸。大量苯丙氨酸和苯丙酮酸累积在血液和脑脊液中,并随尿液排出。

1.原理

尿液中的苯丙酮酸在酸性条件下,与三氯化铁作用,生成蓝绿色。

2.参考值

尿液苯丙酮酸定性试验:阴性(三氯化铁法)。

3.临床意义

苯丙酮酸尿见于先天性苯丙酮酸尿症。大量的苯丙酮酸在体内蓄积,对患者的神经系统造成损害并影响体内色素的代谢。此病多在小儿中发现,患者的智力发育不全,皮肤和毛发颜色较淡。

(四)尿黑酸检查

尿黑酸是一种罕见的常染色体隐性遗传病,本病是由于患者体内缺乏使黑酸转化为乙酰乙酸的尿黑酸氧化酶,而使酪氨酸和苯丙氨酸代谢终止在尿黑酸阶段。尿黑酸由尿排出后,暴露在空气中逐渐氧化成黑色素。其早期临床症状为尿呈黑色,皮肤色素沉着,在儿童期和青年期往往被忽视,但在中老年期常发生脊柱和大关节炎等严重情况。

1.原理

尿液中的尿黑酸与硝酸银作用,遇上氨产生黑色沉淀,借以识别尿黑酸的存在。

2.参考值

尿黑酸定性试验:阴性(硝酸银法)。

3.临床意义

黑酸尿在婴儿期易观察,因其尿布上常有黑色污斑。患者一般无临床症状,至老年时可产生褐黄病(即双颊、鼻、巩膜及耳郭呈灰黑色或褐色),是尿黑酸长期在组织中储积所致。

(五)Hartnup病的检查

Hartnup病是一种先天性常染色体隐性遗传病。由于烟酰胺缺乏,患者常表现为糙皮病性皮疹及小脑共济失调。这是由于肾小管对色氨酸重吸收发生障碍所致。可用薄层法予以确证,在层析图上可见 10 种以上的氨基酸。

1.原理

2,4-二硝基苯肼与尿中存在的 α-酮酸(由异常出现的单氨基单羧基中性氨基酸经代谢所致)作用生成一种白色沉淀物。

2.参考值

Hartnup 病的检查:阴性(2,4-二硝基苯肼法)。

3.临床意义

当发生先天性或获得性代谢缺陷时,尿中一种或数种氨基酸量比正常增多,称为氨基酸尿。

(1)肾性氨基酸尿:这是由于肾小管对某些氨基酸的重吸收发生障碍所致。非特异性:Fanconi 综合征(多发性肾近曲小管功能不全)、胱氨酸病、Wilson 病(进行性肝豆状核变性)、半乳糖血症。特异性:胱氨酸尿、甘氨酸尿。

(2)溢出性氨基酸尿:由于氨基酸中间代谢的缺陷,导致血浆中某些氨基酸水平的升高,超过正常肾小管重吸收能力,使氨基酸溢入尿中。非特异性:肝病、早产儿和新生儿、巨幼细胞性贫血、铅中毒、肌肉营养不良、Wilson 病及白血病等。遗传性或先天性:槭糖尿病、Hartnup 病(遗传性烟酰胺缺乏)、苯丙酮尿。

(3)由氨基酸衍生物的异常排泄所致:黑酸尿、草酸盐沉积症、苯丙酮尿及吡哆醇缺乏。

九、尿酸碱度检查

尿液酸碱度即尿的 pH,可反映肾脏调节体液酸碱平衡的能力。尿液 pH 主要由肾小管泌 H^+、分泌可滴定酸、铵的形成、重碳酸盐的重吸收等因素决定,其中最重要的是酸性磷酸盐及碱性磷酸盐的相对含量,如前者多于后者,尿呈酸性反应,反之呈中性或碱性反应。尿 pH 受饮食种类影响很大,如进食蛋白质较多,则由尿排出的磷酸盐及硫酸盐增多,尿 pH 较低;而进食蔬菜多时尿 pH 常大于 6。当每次进食后,由于胃黏膜要分泌多量盐酸以助消化,为保证有足够的 H^+ 和 Cl^- 进入消化液,则尿液泌 H^+ 减少和 Cl^- 的重吸收增加,而使尿 pH 呈一过性增高,称之为碱潮。其他如运动、饥饿、出汗等生理活动,夜间入睡后呼吸变慢,体内酸性代谢产物均可使尿 pH 降低。药物、不同疾病等多种因素也影响尿液 pH。

(一)原理

甲基红和溴麝香草酚蓝指示剂适当配合可反映 pH4.5～9.0 的变异范围。

(二)参考值

尿的 pH:正常人在普通膳食条件下尿液 pH 为 4.6～8.0(平均 6.0)(试带法)。

(三)临床意义

1.尿 pH 降低

酸中毒、慢性肾小球肾炎、痛风、糖尿病等排酸增加;呼吸性酸中毒,因 CO_2 潴留等,尿多呈酸性。

2.尿 pH 升高

频繁呕吐丢失胃酸、服用重碳酸盐、尿路感染、换氧过度及丢失 CO_2 过多的呼吸性碱中毒,尿呈碱性。

3.尿液 pH 一般与细胞外液 pH 变化平行

尿液 pH 一般与细胞外液 pH 变化平行,但应注意:①低钾血症性碱中毒时,由于肾小管分泌 H^+ 增加,尿酸性增强,反之,高钾性酸中毒时,排 K^+ 增加,肾小管分泌 H^+ 减少,可呈碱性尿;②变形杆菌性尿路感染时,由于尿素分解成氨,呈碱性尿;③肾小管性酸中毒时,因肾小管形成 H^+、排出 H^+ 及 H^+-Na^+ 交换能力下降,尽管体内为明显酸中毒,但尿 pH 呈相对偏碱性。

十、尿路感染的过筛检查

尿路感染的频度仅次于呼吸道感染,其中有 70%～80%因无症状而忽略不治,成为导致发展成肾病的一个原因。无症状性尿路感染的发生率很高,18%的妇女有潜在性尿路感染。

(一)氯化三苯四氮唑还原试验

此法是利蒙(Limon)在 1962 年提出的一种尿路感染诊断试验。当尿中细菌在每毫升10^5 个时,本试验为阳性,肾盂肾炎的阳性为 68%～94%。

原理:无色的氯化三苯四氮唑,可被大肠埃希菌等代谢产物还原成三苯甲腙,呈桃红色至红色沉淀。

(二)尿内亚硝酸盐试验

本试验又称 Griess 试验。当尿路感染的细菌有还原硝酸盐为亚硝酸盐的能力时,本试验呈阳性反应。大肠埃希菌属、枸橼酸杆菌属、变形杆菌属、假单胞菌属等皆有还原能力,肾盂肾炎的阳性率可达 69%～80%。

原理:大肠埃希菌等革兰氏阴性杆菌,能还原尿液中的硝酸盐为亚硝酸盐,使试剂中的对氨基苯磺酸重氮化,成为对重氮苯磺酸。对氨基苯磺酸再与 α-萘胺结合成 N-α-萘胺偶氮苯磺酸,呈现红色。

十一、泌尿系统结石检查

泌尿系统结石是指在泌尿系统内因尿液浓缩沉淀形成颗粒或成块样聚集物,包括肾结石、输尿管结石、膀胱结石和尿路结石,为常见病,好发于青壮年,近年来发病率有上升趋势。尿结石病因较复杂,近年报道的原因:原因不明、机制不清的尿结石称为原发性尿石;微小细菌引起的尿石:近年由芬兰科学家证明形成肾结石的原因是由自身能够形成矿物外壳的微小细菌;代谢性尿石:是由体内或肾内代谢紊乱而引起,如甲状腺功能亢进、特发性尿钙症引起尿钙增高、痛风的尿酸排泄增加、肾小管酸中毒时磷酸盐大量增加等,其形成结石多为尿酸盐、碳酸盐、胱氨酸、黄嘌呤结石;继发性或感染性结石:主要为泌尿系统细菌感染,特别是能分解尿素的细菌如变形杆菌将尿素分解为游离氨使尿液碱化,促使磷酸盐、碳酸盐以菌团或脓块为核心而形成结石。此外,结石的形成与种族、遗传(胱氨酸结石有遗传趋势)、性别、年龄、地理环境、饮食习惯、营养状况以及尿路本身疾病如尿路狭窄、前列腺增生等均有关系。

结石的成分主要有 6 种,按所占比例高低依次为草酸盐、磷酸盐、尿酸盐、碳酸盐、胱氨酸及黄嘌呤。多数结石混合两种或两种以上成分。因晶体占结石重量常超过 60％,因此临床常以晶体成分命名。

第三节　尿液的沉渣检验

尿液的沉渣检验(简称尿沉渣检验)是用显微镜对尿沉淀物进行检查,识别尿液中细胞、管型、结晶、细菌、寄生虫等各种病理成分,辅助对泌尿系统疾病做出诊断、定位、鉴别诊断及预后判断的重要试验项目。

一、尿细胞成分检查

(一)红细胞

正常人尿沉渣镜检红细胞为 $0\sim3/HP$。若红细胞$>3/HP$,尿液外观无血色者,称为镜下血尿,应考虑为异常。

新鲜尿中红细胞形态对鉴别肾小球源性和非肾小球源性血尿有重要价值,

因此除注意红细胞数量外还要注意其形态,正常红细胞直径为 $7.5~\mu m$。异常红细胞:小红细胞直径$<6~\mu m$;大细胞直径$>9~\mu m$;巨红细胞$>10~\mu m$。用显微镜观察,可将尿中红细胞分成四种。

1.均一形红细胞

红细胞外形及大小正常,以正常红细胞为主,在少数情况下也可见到丢失血红蛋白的影细胞或外形轻微改变的棘细胞,整个尿沉渣中不存在两种以上的类型。一般通称为 O 型细胞。

2.多变形红细胞

红细胞大小不等,外形呈两种以上的多形性变化,常见以下形态:胞质从胞膜向外突出呈相对致密小泡,胞膜破裂,部分胞质丢失;胞质呈颗粒状,沿细胞膜内侧间断沉着;细胞的一侧向外展,类似葫芦状或发芽的酵母状;胞质内有散在的相对致密物,成细颗粒状;胞质向四周集中形似炸面包圈样以及破碎的红细胞等,称为Ⅰ型。

3.变形红细胞

变形红细胞多为皱缩红细胞,主要为膜皱缩、血红蛋白浓缩,呈高色素性,体积变小,胞膜可见棘状突起,棘突之间看不到膜间隔,有时呈桑葚状、星状、多角形,是在皱缩基础上产生的,称为Ⅱ型。

4.小形红细胞

直径在 $6~\mu m$ 以下,细胞膜完整,血红蛋白浓缩,呈高色素性。体积变小,细胞大小基本一致称为Ⅲ型。

肾小球源性血尿多为Ⅰ、Ⅱ、Ⅲ型红细胞形态,通过显微镜诊断,与肾活检的诊断符合率可达 96.7%。非肾小球疾病血尿,则多为均一性血尿,与肾活检诊断符合率达 92.6%。

肾小球性血尿红细胞形态学变化的机制目前认为可能是由于红细胞通过有病理改变的肾小球滤膜时,受到了挤压损伤;以后在通过各段肾小管的过程中又受到不同的 pH 和不断变化着的渗透压的影响;加上介质的张力,各种代谢产物(脂肪酸、溶血、卵磷脂、胆酸等)的作用,造成红细胞的大小、形态和血红蛋白含量等变化。而非肾小球性血尿主要是肾小球以下部位和泌尿通路上毛细血管破裂的出血,不存在通过肾小球滤膜所造成的挤压损伤,因而红细胞形态正常。来自肾小管的红细胞虽可受 pH 及渗透压变化的作用,但因时间短暂,变化轻微,多呈均一性血尿。

临床意义:正常人特别是青少年在剧烈运动、急行军、冷水浴、久站或重体力劳动后可出现暂时性镜下血尿,这种一过性血尿属生理性变化范围。女性患者应注意月经污染问题,需通过动态观察加以区别。引起血尿的疾病很多,可归纳为3类原因。

(1)泌尿系统自身疾病:泌尿系统各部位的炎症、肿瘤、结核、结石、创伤、肾移植排异、先天性畸形等均可引起不同程度的血尿,如急、慢性肾小球肾炎、肾盂肾炎、肾结石等都是引起血尿的常见原因。

(2)全身其他系统疾病:主要见于各种原因引起的出血性疾病,如特发性血小板减少性紫癜、血友病、DIC、再生障碍性贫血和白血病合并有血小板减少时,某些免疫性疾病如系统性红斑狼疮等也可发生血尿。

(3)泌尿系统附近器官的疾病:如前列腺炎、精囊炎、盆腔炎等患者尿中也偶尔见到红细胞。

(二)白细胞、脓细胞、闪光细胞

正常人尿沉渣镜检白细胞<5/HP,若白细胞超过5/HP即为增多,称为镜下脓尿。白细胞系指无明显退变的完整细胞,尿中以中性粒细胞较多见,也可见到淋巴细胞及单核细胞。其细胞质清晰整齐,加1%醋酸处理后细胞核可见到。中性粒细胞常分散存在。脓细胞系指在炎症过程中破坏或死亡的中性粒细胞,外形不规则,细胞质内充满颗粒,细胞核不清,易聚集成团,细胞界限不明显,此种细胞称为脓细胞。急性肾小球肾炎时,尿内白细胞可轻度增多。若发现多量白细胞,表示泌尿系统感染如肾盂肾炎、膀胱炎、尿道炎及肾结核等。肾移植手术后1周内尿中可出现较多的中性粒细胞,随后可逐渐减少而恢复正常。成年女性生殖系统有炎症时,常有阴道分泌物混入尿内。除有成团脓细胞外,并伴有多量扁平上皮细胞及一些细长的大肠埃希菌。闪光细胞是一种在炎症感染过程中,发生脂肪变性的多形核白细胞,其胞质中充满了活动的闪光颗粒,这种颗粒用Sternheimer-Malbin法染色时结晶紫不着色而闪闪发光,故称为闪光细胞,有时胞质内可有空泡。

临床意义有以下几点。

(1)泌尿系统有炎症时均可见到尿中白细胞增多,尤其在细菌感染时多见,如急、慢性肾盂肾炎、膀胱炎、尿道炎、前列腺炎、肾结核等。

(2)女性阴道炎或宫颈炎、附件炎时可因分泌物进入尿中,而见白细胞增多,常伴大量扁平上皮细胞。

(3)肾移植后如发生排异反应,尿中可出现大量淋巴细胞及单核细胞。

(4)肾盂肾炎活动期或慢性肾盂肾炎的急性发作期可见闪光细胞,膀胱炎、前列腺炎、阴道炎时也偶尔可见到。

(5)尿液白细胞中单核细胞数增多,可见于药物性急性间质性肾炎及新月形肾小球肾炎,急性肾小管坏死时单核细胞减少或消失。

(6)尿中出现大量嗜酸性粒细胞时称为嗜酸性粒细胞尿,见于某些急性间质性肾炎患者,药物所致变态反应,在尿道炎等泌尿系统其他部位的非特异性炎症时,也可出现嗜酸性粒细胞。

(三)混合细胞群

混合细胞群是一种泌尿系统上尿路感染后多种细胞黏附聚集成团的细胞群体,在上尿路感染过程中特殊条件下多种细胞的组合,多为淋巴细胞、浆细胞、移行上皮细胞及单核细胞紧密黏附聚集在一起,经姬瑞染色各类细胞形态完整。荧光染色各类细胞出现较强的橘黄色荧光,机械振荡不易解离,命名为混合细胞群(MCG)。这种混合细胞群多出现在上尿路感染的尿液中,尤其在慢性肾盂肾炎患者的尿中,阳性检出率达99.8%。

(四)巨噬细胞

巨噬细胞比白细胞大,卵圆形、圆形或不规则形,有一个较大不明显的核,核常为卵圆形偏于一侧,胞质内有较多的颗粒和吞噬物,常有空泡。在泌尿道急性炎症时出现,如急性肾盂肾炎、膀胱炎、尿道炎等,并伴有脓细胞,其出现的多少,取决于炎症的程度。

(五)上皮细胞

由于新陈代谢或炎症等原因,泌尿生殖道的上皮细胞脱落后可混入尿中排出,从组织学上讲有来自肾小管的立方上皮,有来自肾、肾盂、输尿管、膀胱和部分尿道的移行上皮,也有来自尿道中段的假复层柱状上皮以及尿道口和阴道的复层鳞状上皮,其形态特点及组织来源如下。

1.小圆上皮细胞

来自肾小管立方上皮或移行上皮深层,在正常尿液中不出现,此类细胞形态特点如下:较白细胞略大,呈圆形或多边形,内含一个大而明显的核,核膜清楚,胞质中可见脂肪滴及小空泡。因来自肾小管,故亦称肾小管上皮细胞或肾细胞。肾小管上皮细胞,分曲管上皮与集合管上皮,二者在形态上有不同,曲管上皮为肾单位中代谢旺盛的细胞,肾小管损伤时,最早出现于尿液中,其特征为曲管上皮胞体(20~60 μm),含大量线粒体,呈现多数粗颗粒,结构疏松如网状,核偏心易识别。集合管上皮胞体小,8~12 μm,核致密呈团块,着色深,单个居中央,界膜清楚。浆内有细颗粒。这种细胞在尿液中出现,常表示肾小管有病变,急性肾小球肾炎时最多见。成堆出现,表示肾小管有坏死性病变。细胞内有时充满脂肪颗粒,此时称为脂肪颗粒细胞或称复粒细胞。当肾脏慢性充血、梗死或血红蛋白沉着时,肾小管细胞内含有棕色颗粒,亦即含铁血黄素颗粒也可称为复粒细胞,此种颗粒呈普鲁士蓝反应阳性。肾移植后1周内,尿中可发现较多的肾小管上皮细胞,随后可逐渐减少而恢复正常。当发生排异反应时,尿液中可再度出现成片的肾上皮细胞,并可见到上皮细胞管型。

2.变性肾上皮细胞

这类细胞常见在肾上皮细胞内充满粗颗粒或脂肪滴的圆形细胞,胞体较大,核清楚称脂肪颗粒变性细胞。苏丹Ⅲ染色后胞质中充满橙红色脂肪晶体和脂肪滴,姬瑞染色后胞质中充满不着色似空泡样脂肪滴。这种细胞多出现于肾病综合征、肾炎型肾病综合征及某些慢性肾脏疾病。

3.尿液肾小管上皮细胞计数

参考值:正常人尿液<0。肾小管轻度损伤曲管上皮细胞>10个/10HP;肾小管中度损伤曲管上皮细胞>50个/10HP;肾小管严重损伤曲管上皮细胞>100个/10HP;肾小管急性坏死曲管上皮细胞>200个/10HP。

临床意义:正常人尿液一般见不到肾上皮,肾小管上皮的脱落,其数量与肾小管的损伤程度有关。在感染、炎症、肿瘤、肾移植或药物中毒累及肾实质时,都会导致肾小管上皮细胞的脱落。

4.移行上皮细胞

正常时少见,来自肾盂、输尿管、近膀胱段及尿道等处的移行上皮组织脱落而来。此类细胞由于部位的不同和脱落时器官的缩张状态的差异,其大小和形态有很大的差别。

(1)表层移行上皮细胞:在器官充盈时脱落,胞体大,为正常白细胞4~5倍,多呈不规则的圆形,核较小常居中央,有人称此为大圆形上皮细胞。如在器官收缩时脱落,形成细胞体积较小,为正常白细胞的2~3倍,多呈圆形,自膀胱上皮表层及阴道上皮外底层皆为此类形态的细胞。这类细胞可偶见于正常尿液中,膀胱炎时可成片脱落。

(2)中层移行上皮细胞:体积大小不一,呈梨形、纺锤形,又称尾形上皮细胞,核稍大,呈圆形或椭圆形。多来自肾盂,也称肾盂上皮细胞,有时也可来自输尿管及膀胱颈部,此类细胞在正常尿液中不易见到,在肾盂、输尿管及膀胱颈部炎症时,可成片地脱落。

（3）底层移行上皮细胞：体积较小，反光性强，因与肾小管上皮细胞相似，有人称此细胞也为小圆上皮细胞，为输尿管、膀胱、尿道上皮深层的细胞。此细胞核较小，但整个胞体又较肾上皮细胞为大，以此加以区别。

5.复层鳞状上皮

复层鳞状上皮又称扁平上皮细胞，来自尿道口和阴道上皮表层，细胞扁平而大，似鱼鳞样，不规则，细胞核较小呈圆形或卵圆形。成年女性尿液中易见，少量出现无临床意义，尿道炎时可大量出现，常见片状脱落且伴有较多的白细胞。

6.多核巨细胞及人巨细胞病毒包涵体

多核巨细胞为 $20\sim25~\mu m$，呈多角形、椭圆形，有数个椭圆形的核，可见嗜酸性包涵体。一般认为是由尿道而来的移形上皮细胞。多见于麻疹、水痘、腮腺炎、流行性出血热等病毒性感染者的尿中。巨细胞病毒是一种疱疹病毒，含双股DNA，可通过输血、器官移植等造成感染，婴儿可经胎盘、乳汁等感染，尿中可见含此病毒包涵体的上皮细胞。

二、尿管型检查

管型是蛋白质在肾小管、集合管中凝固而成的圆柱形蛋白聚体。原尿中少量的清蛋白和由肾小管分泌的 Tamm-Horsfall 黏蛋白（TH 黏蛋白）是构成管型的基质。1962 年 Mcqueen 用免疫方法证实透明管型是由 TH 黏蛋白和少量清蛋白为主的血浆蛋白沉淀而构成管型的基质。TH 黏蛋白是在肾单位髓襻的上行支及远端的肾小管所分泌，仅见于尿中。正常人分泌很少（每天 40 mg）。在病理情况下，因肾小球病变，血浆蛋白滤出增多或肾小管重吸收蛋白质的功能减退等原因，使肾小管内的蛋白质增高，肾小管有使尿液浓缩（水分吸收）酸化（酸性物增加）能力及软骨素硫酸酯的存在，蛋白质在肾小管腔内凝聚、沉淀，形成管型。

（一）透明管型

透明管型主要由 TH 蛋白构成，也有清蛋白及氯化钠参与。健康人参考值为 0～1/HP。为半透明、圆柱形、大小、长短很不一致，通常两端平行、钝圆、平直或略弯曲，甚至扭曲。在弱光下易见。正常人在剧烈运动后或老年人的尿液中可少量出现。发热、麻醉、心功能不全、肾受到刺激后尿中也可出现。一般无临床意义，如持续多量出现于尿液中，同时可见异常粗大的透明管型和红细胞及肾小管上皮细胞有剥落现象，说明肾有严重损害。见于急、慢性肾小球肾炎、肾病、肾盂肾炎、肾淤血、恶性高血压、肾动脉硬化等。此管型在碱性尿液中或稀释时，可溶解消失。

近年来有人将透明管型分单纯性和复合性两种,前者不含颗粒和细胞,后者可含少量颗粒和细胞(如红细胞、白细胞和肾上皮细胞)以及脂肪体等,但其量应低于管型总体的一半。复合性透明管型的临床意义较单纯性透明管型为大。透明红细胞管型是肾出血的主要标志,透明白细胞管型是肾炎症的重要标志,透明脂肪管型是肾病综合征的特有标志。

(二)颗粒管型

管型基质内含有颗粒,其量超过 1/3 面积时称为颗粒管型,是因肾实质性病变之变性细胞的分解产物或由血浆蛋白及其他物质直接聚集于 TH 蛋白管型基质中形成的。可分为粗颗粒管型和细颗粒管型两种。开始是多数颗粒大而粗,由于在肾停留时间较长,粗颗粒碎化为细颗粒。

1.粗颗粒管型

在管型基质中含有多数粗大而浓密的颗粒,外形较宽、易吸收色素呈淡黄褐色。近来也有人认为粗颗粒管型是由白细胞变性而成,因粗颗粒过氧化物酶染色一般为阳性;而细颗粒管型是由上皮细胞衍化而成,因粒细胞脂酶染色阳性而过氧化物酶染色一般为阴性。多见于慢性肾小球肾炎、肾病综合征、肾动脉硬化、药物中毒损伤肾小管及肾移植术发生急性排异反应时。

2.细颗粒管型

在管型基质内含有较多细小而稀疏的颗粒,多见于慢性肾小球肾炎、急性肾小球肾炎后期,偶尔也出现于剧烈运动后,发热及脱水正常人尿液中。如数量增多,提示肾实质损伤及肾单位内淤滞的可能。

(三)细胞管型

管型基质内含有多量细胞,其数量超过管型体积的 1/3 时,称细胞管型。这类管型的出现,常表示肾病变在急性期。

1.红细胞管型

管型基质内含有较多的红细胞,通常细胞多已残损,此种管型是由于肾小球或肾小管出血,或血液流入肾小管所致。常见于急性肾小球肾炎、慢性肾小球肾炎急性发作期、急性肾小管坏死、肾出血、肾移植后急性排异反应、肾梗死、肾静脉血栓形成等。

2.白细胞管型

管型基质内充满白细胞,由退化变性坏死的白细胞聚集而成,过氧化物酶染色呈阳性,此种管型表示肾中有中性粒细胞的渗出和间质性炎症。常见于急性肾盂肾炎、间质性肾炎、多发性动脉炎、红斑狼疮肾炎、急性肾小球肾炎、肾病综合征等。

3.肾上皮细胞管型

管型基质内含有多数肾小管上皮细胞。此细胞大小不一,并呈瓦片状排列。此种管型出现,多为肾小管病变,表示肾小管上皮细胞有脱落性病变。脂酶染色呈阳性,过氧化物酶染色呈阴性。常见于急性肾小管坏死、急性肾小球肾炎、间质性肾炎、肾病综合征、子痫、重金属、化学物质、药物中毒、肾移植后排异反应及肾淀粉样变性等。

4.混合细胞管型

管型基质内含有白细胞、红细胞、肾上皮细胞和颗粒等,称为混合型管型。此管型出现表示肾小球肾炎反复发作,出血和缺血性肾坏死,常见于肾小球肾炎、肾病综合征进行期、结节性动脉周围炎、狼疮性肾炎及恶性高血压,在肾移植后急性排异反应时,可见到肾小管上皮细胞与淋巴细胞的混合管型。

5.血小板管型

管型基质内含有血小板,称为血小板管型。由于在高倍镜下难以鉴别,需用4.4%清蛋白液洗渣,以4.0%甲醛液固定涂片后瑞-吉姆萨染色液染色。此管型是当 DIC 发生时,大量血小板在促使管型形成的因素下,组成血小板管型,随尿液排出。对确诊 DIC 有重要临床意义,尤其在早期更有价值。

(四)变形管型

包括脂肪管型、蜡样管型及血红蛋白管型。

1.脂肪管型

管型基质内含有多量脂肪滴称脂肪管型。脂肪滴大小不等,圆形、折光性强,可用脂肪染色鉴别。此脂肪滴为肾上皮细胞脂肪变性的产物。见于类脂性肾病、肾病综合征、慢性肾炎急性发作型、中毒性肾病等。常为病情严重的指征。

2.蜡样管型

蜡样管型常呈浅灰色或淡黄色,折光性强、质地厚、外形宽大,易断裂,边缘常有缺口,有时呈扭曲状。常与肾小管炎症有关,其形成与肾单位慢性损害、阻塞、长期少尿、无尿,透明管型、颗粒管型或细胞管型长期滞留于肾小管中演变而来,是细胞崩解的最后产物;也可由发生淀粉样变性的上皮细胞溶解后形成,见于慢性肾小球肾炎晚期、肾功能不全及肾淀粉样变性时;亦可在肾小管炎症和变性、肾移植慢性排异反应时见到。

3.血红蛋白管型

管型基质中含有破裂的红细胞及血红蛋白,多为褐色呈不整形,常见于急性出血性肾炎、血红蛋白尿、骨折及溶血反应引起的肝胆系统疾病等患者的尿液中,肾出血、肾移植术后产生排异反应时,罕见于血管内溶血患者。

(五)肾功能不全管型

该管型又称宽幅管型或肾衰竭管型。其宽度可为一般管型2~6倍,也有较长者,形似蜡样管型但较薄,是由损坏的肾小管上皮细胞碎屑在明显扩大的集合管内凝聚而成,或因尿液长期淤积使肾小管扩张,形成粗大管型,可见于肾功能不全患者尿中。急性肾功能不全者在多尿早期这类管型可大量出现,随着肾功能的改善而逐渐减少消失。在异型输血后由溶血反应导致急性肾衰竭时,尿中可见褐色宽大的血红蛋白管型。挤压伤或大面积烧伤后急性肾功能不全时,尿中可见带色素的肌红蛋白管型。在慢性肾功能不全,此管型出现时,提示预后不良。

(六)微生物管型

常见的包括细菌管型和真菌管型。

1.细菌管型

管型的透明基质中含大量细菌。在普通光镜下呈颗粒管形状,此管型出现提示肾有感染,多见于肾脓毒性疾病。

2.真菌管型

管型的透明基质中含大量真菌胞子及菌丝。需经染色后形态易辨认。此管型可见于累及肾的真菌感染,对早期诊断原发性及播散性真菌感染和抗真菌药物的药效监测有重要意义。

(七)结晶管型

管型透明基质中含尿酸盐或草酸盐等结晶,1930年Fuller Albright首先描述甲状旁腺功能亢进患者的尿中可有结晶管型。常见于代谢性疾病、中毒或药物所致的肾小管内结晶沉淀伴急性肾衰竭,还可见于隐匿性肾小球肾炎、肾病综合征等。

(八)难以分类管型(不规则管型)

外形似长方形透明管型样物体,边缘呈锯齿样凸起,凸起间隔距离规律似木梳,极少数还可见到未衍变完全的细胞及上皮,免疫荧光染色后,形态清晰。多见于尿路感染或肾受到刺激时,有时也可在肾小球肾炎患者的尿液沉渣中发现。

(九)易被认为管型的物质

1.黏液丝

黏液丝形为长线条状,边缘不清,末端尖细卷曲。正常尿中可见,尤其妇女尿中可多量存在,如大量存在时表示尿道受刺激或有炎症反应。

2.类圆柱体

类圆柱体外形似透明管型,尾端尖细,有一条尖细螺旋状尾巴。可能是肾小管分泌的物体,其凝固性发生改变,而未能形成形态完整的管型。常和透明管型同时存在,多见于肾血液循环障碍或肾受到刺激时,偶见于急性肾炎患者尿中。

3.假管型

黏液状纤维状物黏附于非晶形尿酸盐或磷酸盐圆柱形物体上,形态似颗粒管型,但两端不圆、粗细不均、边缘不整齐,若加温或加酸可立即消失。

三、尿结晶检查

尿中出现结晶称晶体尿。尿液中是否析出结晶,取决于这些物质在尿液中的溶解度、浓度、pH、温度及胶体状况等因素。当种种促进与抑制结晶析出的因子和使尿液过饱和状态维持稳定动态平衡的因素失衡时,则可见结晶析出。尿结晶可分成代谢性的盐类结晶,多来自饮食,一般无临床意义。但要经常出现在尿液中伴有较多的新鲜红细胞,应考虑有结石的可能;另一种为病理性的结晶如亮氨酸、酪氨酸、胱氨酸、胆红素和药物结晶等,具有一定的临床意义。

(一)酸性尿液中结晶

1.尿酸结晶

尿酸为机体核蛋白中嘌呤代谢的终末产物,常以尿酸、尿酸钙、尿酸铵、尿酸钠的盐类形式随尿排出体外。其形态光镜下可见呈黄色或暗棕红色的菱形、三棱形、长方形、斜方形、蔷薇花瓣形的结晶体,可溶于氢氧化钠溶液。正常情况下如多食含高嘌呤的动物内脏可使尿中尿酸增加。在急性痛风症、小儿急性发热、慢性间质性肾炎、白血病时,因细胞核大量分解,也可排出大量尿酸盐。如伴有红细胞出现时,提示有膀胱或肾结石的可能,或肾小管对尿酸的重吸收发生障碍等。

2.草酸钙结晶

草酸是植物性食物中的有害成分,正常情况下与钙结合,形成草酸钙经尿液排出体外。其形态为哑铃形、无色方形、闪烁发光的八面体,有两条对角线互相交叉等。可溶于盐酸但不溶于乙酸内,属正常代谢成分,如草酸盐排出增多,患

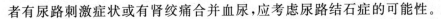

者有尿路刺激症状或有肾绞痛合并血尿,应考虑尿路结石症的可能性。

3.硫酸钙结晶

形状为无色针状或晶体状结晶,呈放射状排列,无临床意义。

4.马尿酸结晶

形状为无色针状、斜方柱状或三棱状,在尿沉渣中常有色泽。为人类和草食动物尿液中的正常成分,是由苯甲酸与甘氨酸结合而成,一般无临床意义。

5.亮氨酸和酪氨酸结晶

尿中出现亮氨酸和酪氨酸结晶为蛋白分解产物,亮氨酸结晶为淡黄色小球形油滴状,折光性强,并有辐射及同心纹,溶于乙酸不溶于盐酸。酪氨酸结晶为略带黑色的细针状结晶,常成束成团,可溶于氢氧化铵而不溶于乙酸。正常尿液中很少出现这两种结晶。可见于急性磷、氯仿、四氯化碳中毒、急性重型肝炎、肝硬化、糖尿病性昏迷、白血病或伤寒的尿液中。

6.胱氨酸结晶

形状无色六角形片状结晶,折光性很强,系蛋白质分解产物。可溶于盐酸不溶于乙酸,迅速溶解于氨水中。正常尿中少见,在先天性氨基酸代谢异常,如胱氨酸病时,可大量出现有形成结石的可能性。

7.胆红素结晶

形态为黄红色成束的小针状或小片状结晶,可溶于氢氧化钠溶液中,遇硝酸可显绿色,见于阻塞性黄疸、急性重型肝炎、肝硬化、肝癌、急性磷中毒等。有时在白细胞及上皮细胞内可见到此种结晶。

8.胆固醇结晶

形状为无色缺角的方形薄片状结晶,大小不一,单个或叠层,浮于尿液表面,可溶于乙醚、氯仿及酒精。见于乳糜尿内、肾淀粉样变、肾盂肾炎、膀胱炎、脓尿等。

(二)碱性尿液中结晶

1.磷酸盐类结晶

磷酸盐类一部分来自食物一部分来自含磷的有机化合物(磷蛋白类、核蛋白类),在组织分解时生成,属正常代谢产物。包括无定形磷酸盐、磷酸镁铵、磷酸钙等。其形状为无色透明闪光,呈屋顶形或棱柱形,有时呈羊齿草叶形,可溶于乙酸。如长期在尿液中见到大量磷酸钙结晶,则应与临床资料结合考虑甲状旁腺功能亢进、肾小管性酸中毒,或因长期卧床骨质脱钙等。如患者长期出现磷酸盐结晶,应考虑有磷酸盐结石的可能。有些草酸钙与磷酸钙的混合结石,与碱性尿易析出磷酸盐结晶及尿中黏蛋白变化因素有关。感染引起结石,尿中常出现磷酸镁铵结晶。

2.碳酸钙结晶

形态为无色哑铃状或小针状结晶,也可呈无晶形颗粒状沉淀。正常尿内少见,可溶于乙酸并产生气泡,无临床意义。

3.尿酸铵结晶

形状为黄褐色不透明,常呈刺球形或树根形,是尿酸和游离铵结合的产物,又称重尿酸铵结晶。见于腐败分解的尿中,无临床意义。若在新鲜尿液中出现此种结晶,表示膀胱有细菌感染。

4.尿酸钙结晶

形状为球形,周围附有突起或呈菱形。可溶于乙酸及盐酸,多见于新生儿尿液或碱性尿液中,无临床意义。

(三)药物结晶

随着化学治疗的发展,尿中可见药物结晶日益增多。

1.放射造影剂

使用放射造影剂患者如合并静脉损伤时,可在尿中发现束状、球状、多形性结晶。可溶于氢氧化钠,不溶于乙醚、氯仿。尿的比重可明显升高(>1.050)。

2.磺胺类药物结晶

磺胺类药物的溶解度小,在体内乙酰化率较高,服用后可在泌尿道内以结晶形式排出。如在新鲜尿内出现大量结晶体伴有红细胞时,有发生泌尿道结石和导致尿闭的可能。应即时停药予以积极处理。在出现结晶体的同时除伴有红细胞外可见到管型,表示有肾损害,应立即停药,大量饮水,服用碱性药物使尿液碱化。现仅将2000年中国药典记载的允许使用的几种磺胺药物的结晶形态介绍如下。

(1)磺胺嘧啶(SD):其结晶形状为棕黄不对称的麦秆束状或球状,内部结构呈紧密的辐射状,可溶于丙酮。

(2)磺胺甲基异噁唑:结晶形状为无色透明、长方形的六面体结晶,似厚玻璃块,边缘有折光阴影,散在或集束成"+""X"形排列,可溶于丙酮。

(3)磺胺多辛:因在体内乙酰化率较低,不易在酸性尿中析出结晶。

3.解热镇痛药

退热药如阿司匹林、磺基水杨酸也可在尿中出现双折射性斜方形或放射状结晶。由于新药日益增多,也有一些可能在尿中出现结晶如诺氟沙星等,应识别其性质及来源。

四、其他有机沉淀物

(一)寄生虫

尿液检查可发现丝虫微丝蚴、血吸虫卵、刚地弓形虫滋养体、溶组织阿米巴滋养体、并殖吸虫幼虫、蛔虫(成虫、幼虫)、棘颚口线虫幼虫、蛲虫(成虫、幼虫)、肾膨结线虫(卵、成虫)、裂头蚴、棘头蚴、某蝇类幼虫及螨。常在妇女尿中见到阴道毛滴虫,有时男性尿中也可见到。

(二)细菌

在新鲜尿液中发现多量细菌,表示泌尿道有感染。在陈旧性尿液中出现细菌或真菌时应考虑容器不洁及尿排出时间过久又未加防腐剂,致细菌大量繁殖所致,无临床意义。

(三)脂肪细胞

尿液中混有脂肪小滴时称为脂肪尿,脂肪小滴在显微镜下可见大小不一圆形小油滴,用苏丹Ⅲ染成橙红色者为脂肪细胞。用瑞吉染色脂肪不着色呈空泡样。脂肪细胞出现常见于糖尿病高脂血症、类脂性肾病综合征、脂蛋白肾病、肾盂肾炎、腹内结核、肿瘤、棘球蚴病、疟疾、长骨骨折骨髓脂肪栓塞及先天性淋巴管畸形等。

五、尿液沉渣计数

尿液沉渣计数是尿液中有机有形沉淀物计数,计算在一定时间内尿液各种有机有形成分的数量,借以了解肾损伤情况。正常人尿液也含有少数的透明管型、红细胞及白细胞等有形成分。在肾疾病时,其数量可有不同程度的增加,增加的幅度与肾损伤程度相关,因此,通过定量计数尿中的有机有形成分,为肾疾病的诊断提供依据。

(一)12小时尿沉渣计数(Addis 计数)

Addis 计数是测定夜间 12 小时浓缩尿液中的红细胞、白细胞及管型的数量。为防止沉淀物的变性需加入一定量防腐剂,患者在晚 8 时,排尿弃去,取以后 12 小时内全部尿液,特别是至次晨8 时,必须将尿液全部排空。

1.参考值

红细胞:<500 000/12 小时;白细胞及肾上皮细胞:<1 000 000/12 小时;透明管型:<5 000/12 小时。

2.临床意义

(1)肾炎患者可轻度增加或显著增加。

(2)肾盂肾炎患者尿液中的白细胞显著增高,尿路感染和前列腺炎等患者的尿中白细胞也明显增高。

(二)1 小时细胞排泄率检查

准确留取 3 小时全部尿液,将沉渣中红细胞、白细胞分别计数,再换算成 1 小时的排泄率。检查时患者可照常生活,不限制饮食,但不给利尿药及过量饮水。

1.参考值

男性:红细胞<30 000/h;白细胞<70 000/h。女性:红细胞<40 000/h;白细胞<140 000/h。

2.临床意义

(1)肾炎患者红细胞排泄率明显增高。

(2)肾盂肾炎患者白细胞排泄率增高,可达 40 万/小时。

第三章　粪便检验

第一节　粪便的理学检验

一、量

正常成人大多每天排便一次，其量为 $100\sim300$ g，随食物种类、食量及消化器官的功能状态而异。摄取细粮及肉食为主者，粪便细腻而量少；进食粗粮特别是多量蔬菜后，因纤维素多致粪便量增加。当胃、肠、胰腺有炎症或功能紊乱时，因炎性渗出，肠蠕动亢进，消化吸收不良，可使粪便量增加。

二、外观

粪便的外观包括颜色与性状。正常成人的粪便为黄褐色成形便，质软；婴儿粪便可呈黄色或金黄色糊状。久置后，粪便的胆色素被氧化可致颜色加深。病理情况下可见如下改变。

(一)黏液便

正常粪便中的少量黏液，因与粪便均匀混合不易察觉，若有肉眼可见的黏液，说明其量增多。小肠炎时增多的黏液均匀地混于粪便之中；如为大肠炎，由于粪便已逐渐成形，黏液不易与粪便混合；来自直肠的黏液则附着于粪便的表面。单纯黏液便黏液无透明、稍黏稠，脓性黏液则呈黄白色不透明，见于各类肠炎、细菌性痢疾、阿米巴痢疾、急性血吸虫病。

(二)溏便

便呈粥状且内容粗糙，见于消化不良、慢性胃炎、胃窦潴留。

(三)胨状便

肠易激综合征患者常于腹部绞痛后排出黏胨状、膜状或纽带状物，某些慢性菌痢疾病者也可排出类似的粪便。

(四)脓性及脓血便

肠道下段有病变,常见于痢疾、溃疡性结肠炎、局限性肠炎、结肠或直肠癌。脓或血多少取决于炎症的类型及其程度,在阿米巴痢疾以血为主,血中带脓,呈暗红色稀果酱样,此时要注意与食入大量咖啡,巧克力后的酱色粪便相鉴别。细菌性痢疾则以黏液及脓为主,脓中带血。

(五)鲜血便

直肠息肉、结肠癌、肛裂及痔疮等均都可见鲜红色血便。痔疮时常在排便之后有鲜血滴落,而其他疾病多见鲜血附着于粪便的表面。过多地食用西瓜、番茄、红辣椒等红色食品,粪便亦可呈鲜血色,但很易与以上鲜血便鉴别。

(六)柏油样黑便

上消化道出血时,红细胞被胃肠液消化破坏,释放血红蛋白并进一步降解为血红素、卟啉和铁等产物,在肠道细菌的作用下铁与肠内产生的硫化物结合成硫化铁,并刺激小肠分泌过多的黏液。上消化道出血为 $50\sim75$ mL 时,可出现柏油样便,粪便呈褐色或黑色,质软,富有光泽,宛如柏油。如见柏油样便,且持续 $2\sim3$ 天,说明出血量至少为 500 mL。当上消化道持续大出血时,排便次数可增多,而且稀薄,因而血量多,血红素不能完全与硫化物结合,加之血液在肠腔内推进快,粪便可由柏油样转为暗红色。服用活性炭、铁剂等之后也可排黑色便。但无光泽且隐血试验阴性。

(七)稀糊状或稀汁样便

稀糊状或稀汁样便常因肠蠕动亢进或分泌物增多所致,见于各种感染或非感染性腹泻,尤其是急性胃肠炎。小儿肠炎时肠蠕动加速,粪便很快通过肠道,以致胆绿素来不及转变为粪便胆素而呈绿色稀糊样便。遇大量黄绿色的稀汁样便并含有膜状物时应考虑到假膜性肠炎;艾滋病伴发肠道隐胞子虫感染时也可排出大量稀汁样便。副溶血性弧菌食物中毒可排洗肉水样便,出血性小肠炎可见红豆汤样便。

(八)米泔样便

米泔样便呈淘米水样,内含黏液片块,量大,见于重症霍乱、副霍乱患者。

(九)白陶土样便

由于各种原因引起的胆管梗阻,进入肠内的胆汁减少或缺失,以致无粪便胆

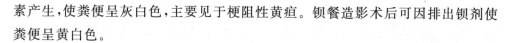

素产生,使粪便呈灰白色,主要见于梗阻性黄疸。钡餐造影术后可因排出钡剂使粪便呈黄白色。

(十)干结便

常由于习惯性便秘,粪便在结肠内停留过久,水分过度吸收而排出羊粪便样的硬球或粪便球积成的硬条状粪便。于老年排便无力时多见。

(十一)细条状便

排便形状改变,排出细条或扁片状粪便,说明直肠狭窄,常提示有直肠肿物存在。

(十二)乳凝块

婴儿粪便中见有黄白色乳凝块,亦可能见蛋花样便,提示脂肪或酪蛋白消化不完全,常见于消化不良、婴儿腹泻。

三、气味

正常粪便有臭味,主要因细菌作用的产物如吲哚、粪臭素、硫醇、硫化氢等引起的。

肉食者臭味重,素食者臭味轻,粪便恶臭且呈碱性反应时,乃因未消化的蛋白质发生腐败所致;患者患慢性肠炎、胰腺疾病、消化道大出血,结肠或直肠癌溃烂时,粪便亦有腐败恶臭味。阿米巴性肠炎粪便呈鱼腥臭味,如脂肪及糖类消化或吸收不良时,由于脂肪酸分解及糖的发酵而使粪便呈酸臭味。

四、酸碱反应

正常人的粪便为中性、弱酸性或弱碱性。食肉多者呈碱性,高度腐败时为强碱性,食糖类及脂肪多时呈酸性,异常发酵时为强酸性。细菌性痢疾、血吸虫病粪便常呈碱性;阿米巴痢疾粪便常呈酸性。

五、病毒

目前研究最多的是轮状病毒和甲型肝炎病毒的检验。有研究报告指出轮状病毒是我国婴幼儿秋冬季节流行性腹泻的主要致病病原,由于这种腹泻没有特征性的病变指标,从大便中检出轮状病毒就是重要的诊断依据。而粪便中甲肝病毒的检出则是该患者具有传染性的可靠依据。由于病毒体积微小、生命形式不完善,使得普通显微镜和无生命培养基在病毒检验中无用武之地。可用的检验方法有血清学方法、电镜观察与分离培养(用动物接种、组织培养、细胞培养等)等。临床上往往采用免疫学方法进行快速诊断,且准确性和灵敏度都较高。电子显微镜或分离培养的方法比较费时、费事,往往在研究中采用。

六、寄生虫

在目视检查和显微镜检查中,已经有大部分寄生虫感染能被检出。蛔虫、蛲虫、带绦虫等较大虫体或其片段肉眼即可分辨,钩虫虫体须将粪便冲洗过方可看到。但是,由于虫卵和虫体在粪便中的分布高度不均一,使得目视检查和普通的涂片镜检结果重复性很差。在高度怀疑寄生虫感染的病例,应采用集卵法以及虫卵孵化实验等以提高检出率和重复性。服驱虫剂后应查找有无虫体,驱绦虫后应仔细寻找其头节。

七、结石

粪便中可见到胆石、胰石、粪石等,最重要且最多见的是胆石。常见于应用排石药物或碎石术之后,较大者肉眼可见到,较小者需用铜筛淘洗粪便后仔细查找才能见到。

第二节　粪便的化学检验

一、隐血试验

隐血是指消化道出血量很少,肉眼不见血色,而且少量红细胞又被消化分解致显微镜下也无从发现的出血状况而言。隐血试验对胃癌和大肠癌等消化道肿瘤持续的消化道出血可能是其早期出现的唯一特征,且大便隐血检查属无创检查,试验方便、费用低廉,适合进行长期观察,因而大便隐血试验目前仍旧是能使消化道疾病被早期发现的试验。

(一)方法学评价

隐血试验(occult blood test,OBT)目前主要采用化学法。如邻联甲苯胺法、还原酚酞法、联苯胺法、氨基比林法、无色孔雀绿法、愈创木酯法等。其实验设计原理基于血红蛋白中的含铁血红素部分有催化过氧化物分解的作用,能催化试剂中的过氧化氢,分解释放新生态氧,氧化上述色原物质而呈色。呈色的深浅反映了血红蛋白多少,亦即出血量的大小。以上试验方法虽然原理相同,但在实际应用中却由于粪便的成分差别很大,各实验室具体操作细节如粪便取材多少、试剂配方、观察时间等不同,而使结果存在较大差异。多数文献应用稀释度的血红蛋白液对这些方法灵敏度的研究表明,邻联甲苯胺法、还原酚酞法最灵敏,可检测 0.2～1.0 mg/L 的血红蛋白,只要消化道有 1～5 mL 的出血就可检出。还原酚酞法由于试剂极不稳定,放置可自发氧化变红而被摒弃。高度灵敏的邻联甲苯胺法常容易出现假阳性结果,中度灵敏的试验包括联苯胺法、无色孔雀绿法,可检出 1～5 mg/L 的血红蛋白,消化道有 5～10 mL 出血即为阳性。联苯胺法由于有致癌作用而无色孔雀绿法在未加入异喹啉时灵敏度差,需 20 mg/L 血红蛋白,试剂配制和来源均不如拉米洞方法方便。愈创木酯法灵敏度差,需 6～10 mL/L血红蛋白才能检出,此时消化道出血可达 20 mL 但假阳性很少,如此法为阳性,基本可确诊消化道出血。目前国内外生产应用四甲基联苯胺和愈创木酯为显色基质的隐血试带,使隐血试验更为方便。

以上各种隐血试验化学法虽简单易行,但均基于血红蛋白中的血红素可促使过氧化氢分解释放新生态氧,使色原物质氧化这一原理,方法上缺乏特异准确性。此外,化学试剂不稳定,久置后可使反应减弱。外源性动物仪器如含有血红蛋白、肌红蛋白,其血红素的作用均可使试验呈阳性,大量生食蔬菜中含有活性的植物过氧化物酶也可催化过氧化氢分解,出现假阳性反应,所以除愈创木酯法外均要求素食 3 天,为此有人提出将粪便用水做 1∶3 稀释加热煮沸再加冰乙酸和乙醚提取血红蛋白测定可排除干扰。此法虽然可靠,但不适用于常规工作。另外,血液如在肠道停留过久,血红蛋白被细菌降解,血红素不复存在,则会出现与病情不符的阴性结果,患者服用大量维生素 C 或其他具有还原作用的药物,在实验中可使过氧化物还原,不能再氧化色原物质,亦可使隐血试验呈假阴性。除上述干扰隐血试验外亦可由于检验人员取材部位不同,标本反应时间不同,检验员对显色判断不同,故在不同方法的试验中,还可产生误差等,致使目前国内外尚无统一公认的推荐的方法,更谈不到实验的标准化。

为解决传统隐血试验的特异性问题及鉴别消化道出血部位,人们探索了一些新的隐血试验方法,如用[51]Cr 等同位素法和各种免疫学方法。

1.同位素方法

(1)[51]Cr 法测定大便隐血量。①原理:[51]Cr-红细胞经静脉注射后,正常不进入消化道,消化道出血时则进入并不被吸收,随大便排出;将大便中的放射性与每毫升血液中放射性比较计算可求出胃肠道出血量。②方法:静脉注射[51]Cr-红细胞 7.4 MBq 后,采集 72 小时大便,称重测放射性,并在开始时和采集大便结束时抽静脉血测每毫升放射性计数。按公式计算结果:72 小时出血量(mL)＝大便总放射性/每毫升血放射性。

(2)锝标记红细胞法定位诊断胃肠道出血。①原理:当胃肠道出血时,锝标记红细胞或胶体随血液进入胃肠道;②方法:静脉注射显像剂后以 2～5 分钟一帧的速度连续显像 0.5～1.0 小时,必要时延迟显像;③临床应用:适应于活动性胃肠道出血的诊断和大致定位。急性活动出血用锝标胶体显像,间歇出血者用锝标红细胞显像。诊断准确率在 80％左右,能够探测出血率高于每分钟 0.1 mL 的消化道出血。

尽管同位素方法的灵敏度和特异性无可非议,甚至还可以对出血点进行准确定位,但临床很难接受将一种应用放射性核素的、操作复杂的、需要特殊仪器的方法普遍用来进行一个没有特异性指标的检验。

2.免疫学方法

免疫学方法以其特异性和灵敏度而广受临床检验的欢迎,如免疫单扩法、免疫电泳、酶联免疫吸附试验、免疫斑点法、胶乳免疫化学凝聚法,放射免疫扩散法、反向间接血凝法、胶体金标记夹心免疫检验法等。此类试验所用抗体分为两大类,一种为抗人血红蛋白抗体,另一种为抗人红细胞基质抗体。免疫学方法具有很好的灵敏度,一般血红蛋白为 0.2 mg/L、0.03 mg/g 粪便就可得到阳性结果,且有很高的特异性,各种动物血血红蛋白在 500 mg/L 辣根过氧化物酶在 2 000 mg/L 时不会出现干扰,因而不需控制饮食。据赫索格和卡梅隆等研究,正常人 24 小时胃肠道生理性失血量为 0.6 mL,若每天多于 2 mL,则属于病理性出血。由于免疫学方法的高度敏感性,又由于有正常的生理性失血,如此高的灵敏度,要在某些正常人特别是服用刺激肠道药物后可造成假阳性。但免疫学法隐血试验主要检测下消化道的优点,目前被认为是对大肠癌普查最适用的试验。免疫学法隐血试验主要检测下消化道出血,有 40％～50％的上消化道出血不能检出。原因:①血红蛋白或红细胞经过消化酶降解或消化殆尽已不具有原来免疫原性;②过量大出血而致反应体系中抗原过剩出现前带现象;③患者血红蛋白的抗原与单克隆抗体不配。因此,有时外观为柏油样便而免疫法检查却呈阴性或弱阳性,此需将原已稀释的粪便再稀释 50～100 倍重做或用化学法复检。近年来某些实验室还采用卟啉荧光法血红蛋白定量试验,用紫草酸试剂使血红素变为卟啉进行荧光检测,这样除可测粪便未降解的血红蛋白外,还可测血红素衍化物卟啉,从而克服了化学法和免疫法受血红蛋白降解影响缺点,可对上、下消化道出血同样敏感,但外源性血红素、卟啉类物质具有干扰性,且方法较复杂,故不易推广使用。此外,免疫学的方法也从检测血红蛋白与人红细胞基质扩展到测定粪便中其他随出血而出现的带有良好的抗原性而又不易迅速降解的蛋白质,如清蛋白、转铁蛋白等,灵敏度达 2 mg/L。

为了使免疫学方法在检测粪便隐血时尽可能简便,以适应大规模大肠癌普查的需要和临床快速报告的要求,有的公司已经推出单克隆抗体一步法试验,如美国万华普曼生物工程有限公司。所采用的粪便隐血免疫一步法是一种快速简便、无嗅无味的三明治夹心免疫检验法。具有特异性强、高灵敏度(0.03 mgHb/g 粪)、检验快速(1~5 分钟)、操作简单(一步检验)、试剂易保存(室温)和结果简单易读的优点,在诊断和治疗引起肠胃道出血的疾病有重要意义。特别是消化道癌肿患者 87%大便隐血为阳性。

3.其他方法

近年来某些实验室还采用卟啉荧光法血红蛋白定量试验,用紫草酸试剂使血红素变为卟啉进行荧光检测,这样除可测粪便未降解的血红蛋白外,可对上、下消化道出血同样敏感,但外源性血红素、卟啉类物质具有干扰性,且方法较复杂,故不易推广使用。

(二)临床意义

粪便隐血检查对消化道出血的诊断有重要价值。消化性溃疡、药物致胃黏膜损伤(如服用吲哚美辛、糖皮质激素等)、肠结核、克罗恩病、溃疡性结肠炎、结肠息肉、钩虫病及胃癌、结肠癌等消化肿瘤时,粪便隐血试验均常为阳性,故须结合临床其他资料进行鉴别诊断。在消化性溃疡时,阳性率为 40%~70%,呈间断性阳性。消化性溃疡治疗后当粪便外观正常时,隐血试验阳性仍可持续 5~7 天,此后如出血完全停止,隐血试验即可转阴。消化道癌症时,阳性率可达95%,呈持续性阳性,故粪便隐血试验常作为消化道恶性肿瘤诊断的一个筛选指标。尤其对中老年人早期发现消化道恶性肿瘤有重要价值。此外,在流行性出血热患者的粪便中隐血试验也有 84%的阳性率,可作为该病的重要佐证。

二、粪胆色素检查

正常粪便中无胆红素而有粪胆原及粪胆素。粪胆色素检查包括胆红素、粪胆原、粪胆素检查。

(一)粪胆红素检查

婴儿因正常肠道菌群尚未建立或成人因腹泻致肠蠕动加速,使胆红素来不及被肠道菌还原时,粪便可呈金黄色或深黄色,胆红素定性试验为阳性,如部分被氧化成胆绿素。为快速检测粪便中的胆红素可用 Harrison 法,如呈绿蓝色为阳性。

(二)粪胆原定性或定量

粪便中的粪胆原在溶血性黄疸时,由于大量胆红素排入肠道被细菌还原而明显增加;梗阻性黄疸时由于排向肠道的胆汁少而粪便胆原明显减少;肝细胞性黄疸时粪胆原则可增加也可减少,视肝内梗阻情况而定。粪便胆原定性或定量对于黄疸类型的鉴别具有一定价值。无论定性或定量均采用 Ehrlich 方法,生成红色化合物,正常人每 100 g 粪便中胆原量为 75~350 mg。低于或高于参考值可助诊为梗阻性或溶血性黄疸。

(三)粪胆素检查

粪便胆素是由粪便胆原在肠道中停留被进一步氧化而成,粪便由于粪胆素的存在而呈棕黄色,当胆管结石、肿瘤而致完全阻塞时,粪便中因无胆色素而呈白陶土色。可用氯化汞试剂联合检测胆红素及粪便胆素,如粪便悬液呈砖红色表示粪胆素阳性,如显绿色则表示有胆红素被氧化为胆绿素,如不变色,表示无胆汁入肠道。

三、消化吸收功能试验

消化吸收功能试验是一组用以检查消化道功能状态的试验。近年来由于采用了各种放射性核素技术而取得了很大进展,这组试验包括脂肪消化吸收试验,蛋白质消化吸收试验和糖类消化吸收试验等,但操作技术复杂,不便常规使用。因此更要强调在粪便一般镜检中观察脂肪小滴,以此作为胰腺功能不全的一种筛选指标。

此外,还可做脂肪定量测定,即在普通膳食情况下,每人每 24 小时粪便中的总脂肪为 2~5 g(以测定的总脂肪酸计量)或为干粪便的 7.3%~27.6%。粪便脂质主要来源是食物,小部分系来源于胃肠道分泌、细胞脱落和细菌的代谢的产物。在疾病情况下,由于脂肪的消化或吸收能力减退,粪便中的总脂量可以大为增加,若 24 小时粪便中总脂量超过 6 g 时,称为脂肪泻。慢性胰腺炎、胰腺癌、胰腺纤维囊性变等胰腺疾病,梗阻性黄疸,胆汁分泌不足的肝胆疾病,小肠病变如肠性脂质营养不良病,蛋白丧失性肠病时均可引起脂肪泻。

脂肪定量可协助诊断以上疾病。常用的方法有称量法和滴定法。称量法是将粪便标本经盐酸处理后,使结合脂肪酸变为游离的脂肪酸,再用乙醚萃取中性脂肪及游离脂肪酸,经蒸发除去乙醚后在分析天平上精确称其重量。滴定法原理是将粪便中脂肪与氢氧化钾溶液一起煮沸皂化,冷却后加入过量的盐酸使脂皂变为脂酸,再以石英钟油醚提取脂酸,取一份提取液蒸干,其残渣以中性乙醇溶解,以氢氧化钠滴定,计算总脂肪酸含量。

利用脂肪定量也可计算脂肪吸收率,以估计消化吸收功能。具体做法是在测定前 2~3 天给予脂肪含量为 100 g 的标准膳食,自测定日起,仍继续给予标准膳食连续 3 天,每天采集 24 小时晨粪便做总脂测定。

脂肪吸收率(%)=(膳食总脂量−粪便总脂量)/膳食总脂量×100%。

正常人每天摄入脂肪 100 g,其吸收率在 95% 以上,脂肪泻量明显减低。

目前检测有无胰蛋白缺乏的试验有 X 线胶消化法。由于该法准确度和精密性都很差,而很少应用。

第三节　粪便的显微镜检验

粪便直接涂片显微镜检查是临床常规检验项目。可以从中发现病理成分,如各种细胞、寄生虫卵、真菌、细菌、原虫等,并可通过观察各种食物残渣以了解消化吸收功能。为此,必须熟悉这些成分的形态。

一般采用生理盐水涂片法,以竹签取含黏液脓血的部分,若为成形便则取自粪便表面,混悬于载有一滴生理盐水的载玻片上,涂成薄片,厚度以能透视纸上字迹为度,加盖玻片,先用低倍镜观察全片有无虫卵、原虫包囊、寄生虫幼虫及血细胞等,再用高倍镜详细检查病理成分的形态及结构。

一、细胞

(一)白细胞

正常粪便中不见或偶见,多在带黏液的标本中见到,主要是中性分叶核粒细胞。肠炎一般少于15/HP,分散存在。具体数量多少与炎症轻重及部位有关。小肠炎症时白细胞数量不多,均匀混于粪便内,且因细胞部分被消化而不易辨认。结肠炎症如细菌性痢疾时,可见大量白细胞或成堆出现的脓细胞,亦可见到吞有异物的吞噬细胞。在肠易激综合征、肠道寄生虫病(尤其是钩虫病及阿米巴痢疾)时,粪便涂片还可见较多的嗜酸性粒细胞,可伴有夏科-莱登结晶。

(二)红细胞

正常粪便中无红细胞。肠道下段炎症或出血量可出现,如果痢疾、溃疡性结肠炎、结肠癌、直肠息肉、急性吸虫病等。粪便中新鲜红细胞为草黄色、稍有折光性的圆盘状。细菌性痢疾红细胞少于白细胞,多分散存在且形态正常;阿米巴痢疾者红细胞多于白细胞,多成堆存在并有残碎现象。

(三)巨噬细胞(大吞噬细胞)

巨噬细胞为一种吞噬较大异物的单核细胞,在细菌性痢疾和直肠炎症时均可见到。其胞体较中性粒细胞为大,或为其3倍或更大,呈圆形、卵圆形或不规则形,胞核为1～2个,大小不等,常偏于一侧。无伪足伸出者,内外质界限不清。常含有吞噬的颗粒及细胞碎屑,有时可见含有红细胞、白细胞、细菌等,此类细胞多有不同程度的退化变性现象。若其胞质有缓慢伸缩时,应特别注意与溶组织内阿米巴滋养体区别。

(四)肠黏膜上皮细胞

整个小肠、大肠黏膜的上皮细胞均为柱状上皮,只有直肠齿状线处由复层立方上皮未角化的复层鳞状上皮所被覆。生理情况下,少量脱落的柱状上皮多已被破坏,故正常粪便中见不到。结肠炎症时上皮细胞增多,呈卵圆形或短柱形状,两端钝圆,细胞较厚,结构模糊,夹杂于白细胞之间,假膜性肠炎的肠黏膜小块中可见到成片存在的上皮细胞,其黏液脓状分泌物中亦可大量存在。

(五)肿瘤细胞

取乙状结肠癌、直肠癌患者的血性粪便及时涂片染色,可能见到成堆的具异形性的癌细胞。

在进行细胞镜检时,至少要观察10个高倍镜视野,然后就所见对各类细胞的多少给予描述,报告方式见表3-1。

表3-1　粪便涂片镜检时细胞成分的报告方式

10个高倍视野(HP)中某种细胞所见情况	报告方式(某种细胞数/HP)
10个高倍视野中只看到1个	偶见
10个高倍视野中有时不见,最多在一个视野见到2～3个	0～3
10个高倍视野中每视野最少见5个,多则10个	5～10
10个高倍视野中每视野都在10个以上	多数
10个高倍视野中细胞均匀分布满视野,难以计数	满视野

二、食物残渣

正常粪便中的食物残渣均系已充分消化后的无定形细小颗粒,可偶见淀粉颗粒和脂肪小滴等未经充分消化的食物残渣,常见有以下几种。

(一)淀粉颗粒

一般为具有同心性纹或不规则放射线纹的大小不等的圆形、椭圆形或棱角状颗粒,无色,具有一定折光性。滴加碘液后呈黑蓝色,若部分水解为糊精者则呈棕红色,腹泻者的粪便中常易见到,在慢性胰腺炎、胰腺功能不全、碳水化合物消化不良时可在粪便中大量出现,并常伴有较多的脂肪小滴和肌肉纤维。

(二)脂肪

粪便中的脂肪有中性脂肪、游离脂肪酸和结合脂肪酸3种形式,中性脂肪亦即脂肪小滴,呈大小不一、圆形折光强的小球状。用苏丹Ⅲ染色后呈朱红色或橘色。大量存在时,提示胰腺功能不全,因缺乏脂肪酶而使脂肪水解不全所致见于急、慢性胰腺炎,胰头癌,吸收不良综合征,小儿腹泻等。游离脂肪酸为片状、针束状结晶,加热溶化,片状者苏丹Ⅲ染为橘黄色,而针状者染色,其增多表示脂肪吸收障碍,可见于阻塞性黄疸,肠道中缺乏胆汁时,结合脂肪酸是脂肪酸与钙、镁等结合形成不溶性物质,呈黄色不规则块状或片状,加热不溶解,不被苏丹Ⅲ染色。

正常人食物中的脂肪经胰脂肪酶消化分解后大多被吸收,粪便中很少见到。如镜检脂肪小滴>6个/高倍视野,视为脂肪排泄增多,如大量出现称为脂肪泻,常见于腹泻患者。此外,食物中脂肪过多,胆汁分泌失调,胰腺功能障碍也可见到,尤其在慢性胰腺炎患者排出有特征性的粪便:量多,呈泡沫状,灰白色,有恶臭,镜检有较多的脂肪小滴。

(三)肌纤维

日常食用的肉类主要是动物的横纹肌,经蛋白酶消化分解后多消失。大量肉食后可见到少量肌纤维,但在一张盖片范围内(18 mm×18 mm)不应超过10个,为淡黄色条状、片状、带纤维的横纹,如加入伊红可染红色。在肠蠕动亢进、腹泻或蛋白质消化不良时可增多,当胰腺外分泌功能减退时,不但肌肉纤维增多,且其纵横纹均易见,甚至可见到细胞核,这是胰腺功能严重不全的佐证。

(四)胶原纤维和弹性纤维

胶原纤维和弹性纤维为无色或微黄色束状边缘不清晰的线条状物,正常粪便中很少见到。有胃部疾病而缺乏胃蛋白酶时可较多出现。加入 30％醋酸后，胶原纤维膨胀呈胶状而弹性纤维的丝状形态更为清晰。

（五）植物细胞及植物纤维

正常粪便中仅可见少量的形态多样化。植物细胞可呈圆形、长圆形、多角形、花边形等，无色或淡黄色、双层细胞壁，细胞内有多数叶绿体，须注意与虫卵鉴别。植物纤维为螺旋形或网格状结构。植物毛为细长、有强折光、一端呈尖形的管状物，中心有贯通两端的管腔。肠蠕动亢进、腹泻时此类成分增多，严重者肉眼即可观察到粪便中的若干植物纤维成分。

三、结晶

在正常粪便中，可见到少量磷酸盐、牙齿酸钙、碳酸钙结晶，均无病理意义。夏科-莱登结晶为无色透明的菱形结晶。两端尖长，大小不等，折光性强，常在阿米巴痢疾、钩虫病及过敏性肠炎粪便中出现，同时可见到嗜酸性粒细胞。血晶为棕黄色斜方形结晶，见于胃肠道出血后的粪便内。不溶于氢氧化钾溶液，遇硝酸呈蓝色。

四、细菌

（一）正常菌群与菌群失调

正常菌群与菌群失调粪便中细菌极多，占干重 1/3，多属正常菌群。在健康婴儿粪便中主要有双歧杆菌、拟杆菌、肠杆菌、肠球菌、少量芽胞菌（如梭状菌属）、葡萄球菌等。成人粪便中以大肠埃希菌、厌氧菌和肠球菌为主要菌群，约占 80％；产气杆菌、变形杆菌、铜绿假单胞菌等多为过路菌，不超过 10％。此外，尚可有少量芽胞菌和酵母。正常人粪便中菌量和菌谱处于相对稳定状态，保持着细菌与宿主间的生态平衡。若正常菌群突然消化或比例失调，临床上称为肠道菌群失调症。其确证方法需通过培养及有关细菌学鉴定。但亦可作粪便涂片，行革兰氏染色后油浸镜观察以初步判断。正常粪便中球菌和杆菌的比例大致为 1∶10。长期使用广谱抗生素、免疫抑制剂及慢性消耗性疾病患者，粪便中球/杆菌比值变大，若比值显著增大，革兰氏阴性杆菌严重减少，甚至消失，而葡萄球菌或真菌等明显增多，常提示有肠道菌群紊乱或发生二重感染，此种类型菌群失调症称假膜性肠炎，此时粪便多呈稀汁样，量很大，涂片革兰氏染色常见培养证明为金黄色溶血性葡萄球菌，其次为假丝酵母。由厌氧性难辨梭状芽胞杆菌引起的假膜性肠炎近年来日渐增多，应予以重视。

(二)霍乱弧菌初筛

霍乱在我国《急性传染病管理条例》中列为甲类,其发病急、病程进展快,因此要求快速、准确报告。霍乱弧菌肠毒素具有极强的致病力,作用于小肠黏膜引起的肠液大量分泌,导致严重水、电解质平衡紊乱而死亡。用粪便悬滴检查和涂片染色有助于初筛此菌。取米泔样粪便生理盐水悬滴检查可见呈鱼群穿梭样运动活泼的弧菌,改用霍乱弧菌抗血清悬滴检查,即做制动试验时呈阳性反应弧菌不再运动。粪便黏液部分涂片革兰氏染色及稀释苯酚品红染色后,油浸镜观察若见到革兰氏阴性红色鱼群样排列,呈现逗点状或香蕉样形态的弧菌,则需及时报告和进行培养与鉴定。

(三)其他致病菌分离培养

目前已认识到的能从粪便中发现的病原微生物达数十种之多,如沙门菌属、志贺菌属、酵母以及致病性大肠埃希菌和铜绿假单胞菌等。要从大便标本的大量菌群中分离这几十种致病菌,检验科一般采用选择性培养基如 SS 琼脂、GN 增菌液、麦康凯琼脂等。但是目前没有一种能用于所有致病菌的选择培养基(事实上很难或不可能做到),因此临床上往往采用多种选择性培养基联用以提高检出率。

五、肠道真菌

(一)普通酵母

普通酵母是一种环境中常见的真菌,可随环境污染而进入肠道,也可见于服用酵母片后。胞体小,常呈椭圆形,两端略尖,微有折光性,不见其核,如繁殖可见侧芽,常见于夏季已发酵的粪便中。其形态有时与微小阿米巴包囊或红细胞相混合但加入稀醋酸后不消失,而红细胞则被溶解。在菌群失调症患者,尚需与白色假丝酵母相区别,后者须见到假菌丝与厚膜胞子方可诊断,否则只能报告酵母。

(二)人体酵母菌

人体酵母为一种寄生于人体中的真菌。呈圆形或卵圆形,直径 $5\sim15~\mu m$,大小不一。内含一个大而透明的圆形体,称为液泡。此菌幼稚期液泡很小,分散于胞质之中,成熟时液泡聚合成一个大球体,占细胞的大部分。在液泡周围的狭小的胞质带,内有数颗反光性强的小点。此菌有时易与原虫包囊,特别有人芽囊原虫和白细胞相混淆,可用蒸馏水代替生理盐水进行涂片,此时人体酵母迅速破坏消失而原虫包囊及白细胞则不被破坏。水代替生理盐水进行涂片,此时人体酵母迅速破坏消失而原虫包囊及白细胞则不被破坏。亦可用碘染色,液泡部分不着色,胞质内可见 1～2 核,此菌一般无临床意义。大量出现时可致轻微腹泻。

(三)假丝酵母

正常粪便中极少见,如见到首先应排除由容器污染或粪便在室温放置过久引起的污染,病理粪便中出现的假丝酵母以白色假丝酵母最为多见,常见于长期使用广谱抗生素、激素、免疫抑制剂和放、化疗之后。粪便中可见卵圆形、薄壁、折光性强、可生芽的酵母样菌,革兰氏染色阳性,可见分枝状假菌丝和厚壁胞子。

六、寄生虫卵

从粪便中检查寄生虫卵,是诊断肠道寄生虫感染的最常用的化验指标。粪便中常见的寄生虫的卵有蛔虫卵、钩虫卵、鞭虫卵、蛲虫卵、华支睾吸虫卵、血吸虫卵、姜片虫卵、带绦虫卵等。寄生虫卵的检验一般用生理盐水涂片法,除华支睾吸虫需用高倍镜辨认外,其他均可经低倍镜检出。在识别寄生虫卵时应注意虫卵大小、色泽、形态,卵壳的厚薄、内部结构特点,认真观察予以鉴别,观察10 个低倍视野,以低倍镜所见虫卵的最低数和最高数报告。为了提高寄生虫卵的检出阳性率,还可采用离心沉淀法,静置沉淀集卵法,通过去除粪渣,洗涤沉淀后涂片镜检,此种集卵法适用于检出各种虫卵,也可采用饱和盐水浮聚法,此法适用于检查钩虫卵、蛔虫卵及鞭虫卵。

七、肠寄生原虫

肠寄生原虫肠寄生原虫包括阿米巴原虫、隐胞子虫、鞭毛虫、纤毛虫和人芽囊原虫。

(一)肠道阿米巴

肠道阿米巴包括溶组织内阿米巴、脆弱双核阿米巴和结肠内阿米巴等。检查阿米巴时可直接用生理盐水涂片查滋养体,用碘染色法查包囊。溶组织内阿性痢疾病者粪便中可见大滋养体;带虫者和慢性间歇型阿米巴痢疾粪便中常见小滋养体、包囊前期及包囊,应注意与结肠内阿米巴鉴别。脆弱双核阿米巴通常寄生在人体结肠黏膜腺窝里,只有滋养体,尚未发现包囊,具有一定的致病力,可引起腹泻,易与白细胞混淆,应注意鉴别。结肠内阿米巴寄生在大肠腔,为无致病性共生阿米巴,对人感染较溶组织阿米巴普遍,无论滋养或包囊均需与后者区分。

(二)隐胞子虫

属肠道完全寄生性原虫。主要寄生于小肠上皮细胞的微绒毛中。目前至少存在着大型种和小型种两种不同形态的种别,在人体和多种动物体内寄生的均属小型种,即微小隐胞子虫。自 1982 年为获得性免疫缺陷综合征(艾滋病)的重要病原。已列为艾滋病重要检测项目之一。人体感染隐胞子虫其临床表现因机体免疫状况而异,在免疫功能健全的人主要为胃肠炎症状,呕吐、腹痛、腹泻,病程1~2 周可自愈;在免疫功能缺陷或艾滋病患者则有发热、嗳气、呕吐,持续性腹泻,排稀汁样大便,每天多达 70 多次,排水量每天达12~17 L,导致严重脱水、电解质紊乱和营养不良而死亡。隐胞子虫病的诊断主要靠从粪便中查该虫卵囊。由于卵囊直径仅为 4.5~5.5 μm,且透明反光,不易识别,需用比重 1.20 蔗糖水浓集法于 600 倍放大条件下始可看到,换用 1 000~1 500 倍放大,易于看到内部结构(有 4 个弯曲密迭的子胞子及一个圆形的球状残体)。吉姆萨染色卵囊呈淡蓝色,伴有红色颗粒状内含物。用相差显微镜观察时效果更佳。

(三)鞭毛虫和纤毛虫

人体常见的鞭毛虫及纤毛虫有蓝氏贾第鞭毛虫、迈氏唇鞭毛虫、人肠毛滴虫、肠内滴虫、中华内滴虫和结肠小袋纤毛虫等。蓝氏贾第鞭毛虫寄生在小肠内(主要在十二指肠),可引起慢性腹泻;如寄生在胆囊,可致胆囊炎。结肠小袋纤毛虫寄生于结肠内,多呈无症状带虫状态。当滋养体浸入肠壁可引起阿米巴样痢疾。人肠毛滴虫一般认为列致病性,迈氏唇鞭毛虫及中华肠内滴虫较少见,一般不致病,除人肠毛滴虫仅见到滋养体外,其他鞭毛虫、纤毛虫都可见到滋养体与包囊。在粪便直接涂片观察时要注意它们的活动情况,并以鞭毛、波动膜、口隙、细胞核等作为鉴别的依据,必要时可在涂片尚未完全干燥时用瑞特染色或碘液、铁苏木精染色进行形态学鉴别。

(四)人芽囊帮原虫

人芽囊帮原虫于 1912 年由 Brumpt 首先命名,其后分类位置一直很乱。1967 年以前曾被误认为酵母、鞭毛虫的包囊等。目前认为人芽囊原虫是寄生在高等灵长类动物和人体消化道内的原虫。可引起腹泻。其形态多样,有空泡型、颗粒型、阿米巴型和复分裂型虫体,只有阿米巴型为致病性虫体。

第四节 粪便的基因检验

一、粪便基因筛检的分子生物学基础

分子生物学研究表明,肿瘤的产生是多能干细胞向正常细胞增殖、分化的过程中,受环境因素和遗传因素的影响,相关基因发生改变的结果。肿瘤细胞的基因与基因表达与正常细胞有显著区别,因此如能检出这种基因改变就能为肿瘤的诊断和预防提供条件。肿瘤不是单基因疾病,肿瘤的发生、发展是肿瘤相关基因的多阶段积累的改变过程,涉及多种癌基因激活和多种抑癌基因失活。如能在早期检出基因突变信息,就可以获得细胞癌变的信号,从而对肿瘤的早期诊断和预防带来积极意义。

目前认为一种肿瘤的产生需要 $4 \sim 5$ 个相关癌基因的改变;与大肠癌相关的癌基因主要有 ras、$c\text{-}myc$、$c\text{-}erb2$ 等,与大肠癌相关的抑癌基因主要有 APC/MCC、DCC、$p53$ 及 RB 等。在大肠癌形成过程中,ras、$c\text{-}myc$ 癌基因和 APC、MCC 抑癌基因的改变是早期事件。ras 基因改变主要发生在 12、13 或 16 密码子,大约 50% 的大肠癌和 50% 的大肠腺癌(直径 $>1\ cm$)发现有 ras 基因突变。等位基因的丢失最常见于 17p 染色体等位基因的缺失。虽然这种缺失在大肠腺瘤的各个时期都很少见到,但有人发现 17p 等位基因丢失与腺瘤向癌转变有关。17p 染色体等位基因丢失的常见部位为 $p53$ 基因,$K\text{-}ras$、$p53$ 基因是人类癌症最常见的突变基因,两者的检出对大肠癌的诊断很有帮助。包含 APC 基因和 MCC 基因的 $5q$ 等位基因的缺失占散发性大肠癌的 35%。这些基因的特异性改变可成为诊断肿瘤的标记。

人们很早就发现,结肠黏膜上皮不断脱落入肠腔随粪便排出,其更新周期约为每小时 1%,整个大肠黏膜 $3 \sim 4$ 天即可重新更换一次,而生长旺盛的肿瘤组织更新更快。虽然这些黏膜细胞脱落后很快从粪便中排出,但由于粪便物质的存在,用脱落细胞学手段难以发现异常细胞。要进行细胞学分析,只有从直肠、结肠的灌洗液中才能得到比较干净的细胞,这无疑又增加了方法的难度和患者的痛苦。然而,应用分子生物学技术检测粪便中的相关基因突变,则不受粪便其他物质的影响,且可以批量筛查,可望成为大肠癌的筛选和早期诊断的一种敏感而有效的方法。

二、粪便基因突变检测方法

有学者于 1992 年首次阐述可以从大肠癌粪便脱落细胞检出 $K\text{-}ras$ 基因突

变,但他所采用的方法比较复杂,因而不能用于常规例行诊断。目前检测粪便基因突变的方法主要有免疫组织化学检测(IHC)、印迹杂交、DNA直接测序、PCR产物单链DNA泳动变位技术和错配PCR技术。传统的印迹杂交和DNA直接测序,虽然可准确地确定突变的类型及部位,但操作复杂、技术要求高、时间长、费用较高,不适用于临床筛检基因突变。目前多采用的是免疫组织化学法检测癌相关基因产物,如检测p53蛋白、*ras*基因的p21蛋白及*c-myc*的p62蛋白。虽然该技术简单,但有相当一部分基因改变检测不到,且运用不同的抗体需要不同的解释标准,临床意义也不同。用IHC检测p53蛋白和用PCR-SSCP检测*p*53基因突变发现,IHC对大肠癌的p53蛋白检测率为23%,而PCR-SSCP分析技术检出*p*53基因突变率为39%,两者的符合率为68%,不符合率为32%,说明p53蛋白积累不能代表有*p*53基因突变,反之亦然。有研究者认为p53蛋白免疫组化阳性并不一定是突变的*p*53积累,还可能是稳定的野生型p53蛋白在起作用。因为当正常细胞的DNA受损害时,野生型p53蛋白也会过量表达。在其他种类的癌组织中也发现p53蛋白增加并没有相应的*p*53基因突变。

　　PCR及其相关技术的迅速发展也为快速、简便、灵敏地筛选突变基因带来了可能。其中PCR产物的单链DNA泳动变位技术(mobility shifls)在诊断基因突变方面有满意的敏感性(90%～100%)并能筛选大量样本。该技术包括变性梯度凝胶电泳(DGGE)、温度梯度凝胶电泳(TGGE)、限制性片段多态性分析(RFCP)、单链构象多态性分析(SSCP),其中,DGGE和TGGE法价格昂贵,其临床应用受限制。

　　目前,PCR-SSCP是最受重视的分析技术,该技术利用相同长度的单链DNA在非变性的凝胶电泳中不同迁移位置仅取决于单链二级空间构象——碱基排列结构,从而将突变基因片断与正常基因片断区分开来。其优点如下:①操作简单,不需要特殊仪器,技术容易掌握;②实验周期短,最快可在24小时内得到检测结果,并不受PCR扩增差错的影响;③不仅可检查出单碱基置换,还可检出数个碱基插入或缺失;④可采用放射性同位素标记,使其更容易在临床上推广使用。日本学者于1996年开始对粪便标本中的*p*53基因进行PCR-SSCP分析,结果发现在11例有*p*53基因突变的手术标本中有7例在粪便中查出*p*53基因突变;在5例潜血试验阳性的患者中有3例粪便标本检出*p*53基因突变,故认为利用PCR-SSCP对粪便肿瘤脱落细胞的基因突变进行分析可在临床推广应用。但该技术易产生假阳性,为其不足之处。这可能是由于在扩增的片断中,大部分为正常的基因片段,突变的基因片段较少,因此在电泳泳动变位上显示不佳。为了确定 PCR-SSCP 检测的敏感性,将肿瘤细胞混以正常细胞,浓度依次由 0%～90% 递增,然后进行 PCR-SSCP 分析,结果发现当采用放射性标记时肿瘤细胞浓度须达 5%,PCR-SSCP 分析才能检出 $p53$ 基因突变,而当用非放射性标记时肿瘤细胞浓度必须达到 10%～15% 才能显示出阳性结果。

在大肠癌患者粪便中,特别是早期癌患者的粪便中,正常的 DNA 片段常超出异常 DNA 片段100～1 000 倍,使用 SSCP 分析时肿瘤相关基因的泳动变位不清楚。

近年有人用特异等位基因 PCR 扩增(ASA)可以解决这一难题。其主要原理是当特异性引物与模板之间出现错配(mismatch),特别是 3′ 末端碱基与模板之间出现错配时,由于 TagDNA 聚合酶缺乏 3′-5′ 核酸外切酶活性,因此对错误配对的碱基不能进行修改,故该引物的 PCR 扩增速率将急剧下降甚至扩增中断。有人设计出一个能与突变的基因片段正常配对而与正常片段错误配对的引物,主要是在 3′ 末端的碱基进行修改。该方法的优点是敏感性、特异性很高,可以从10 000 个正常和不正常细胞中检出一个突变细胞。此外,该技术不需要限制性酶消化及与特异性等位基因相结合的寡核苷酸,也不需要对 PCR 产物进行测序分析。由该原理还可产生其他方法,如 misnatched PCR/ARMS(amplification refraitory mulation system)、mutent enriched PCR。该技术对单基因疾病如遗传病效果好,但肿瘤涉及到多基因改变,并且每个基因有多种突变,例如 $p53$ 突变种类达 350 种,因此目前该技术主要应用于对 K-ras 基因突变的检测。因为 K-ras 基因的突变几乎总是发生于 3 个密码中的一个,所以设计检出 K-ras 基因的敏感试验要设计检出其他肿瘤相关基因改变要简单得多。德国学者于 1996 年彩突变体富集 PCR 技术检测粪便中 K-ras 基因的 12、13 密码子的基因改变,16 例大肠癌手术标本经用 PCR-SSCP 分析后证实无 K-ras 突变的患者粪便中,经突变体富集 PCR 技术检测有 2 例 K-ras 突变,通过对手术标本再次作 PCR-SSCP 分析检测发现,确有 1 例手术标本中有 K-ras 突变。该作者认为该技术具有简便、灵敏性、特异性高等优点,临床上可用于检测粪便中的 K-ras 突变,有助于大肠癌的早期诊断。

除在粪便中检出基因突变以期早期诊断大肠癌外,人们还开始在尿液、胰液、痰液、支气管肺泡灌洗液、CSF 等排泄物、分泌物中查找相关基因突变,以便能早期诊断相关部位癌症。相信随着技术的改进,应用分子生物学技术检测肿瘤特异性基因将成为诊断肿瘤的重要方法。

第四章 细菌学检验

第一节 肠杆菌科检验

一、概述和通性

肠杆菌科是由多个菌属组成,其生物学性状相似,均为革兰氏阴性杆菌。这些细菌常寄居在人和动物的消化道并随粪便等排泄物排出体外,广泛分布于水和土壤中。大多数肠道杆菌属于正常菌群。当机体免疫力降低或侵入肠道外组织时成为条件致病菌而引起疾病。其中包括常引起腹泻和肠道感染的细菌(埃希菌属、志贺菌属、沙门菌属、耶尔森菌属)和常导致院内感染的细菌(枸橼酸杆菌属、克雷伯菌属、肠杆菌属、多源菌属、沙雷菌属、变形杆菌属、普罗威登菌属和摩根菌属),以及一些在一定条件下偶可引起临床感染的细菌。

(一)分类

肠杆菌科细菌的种类繁多。主要根据细菌的形态、生化反应、抗原性质以及核酸相关性进行分类。根据《伯杰细菌学手册》(1984 年)将肠杆菌科的细菌分为 20 个属即埃希菌属、志贺菌属、沙门菌属、枸橼酸杆菌属、克雷伯菌属、肠杆菌属、沙雷菌属、哈夫尼亚菌属、爱德华菌属、普罗威登斯菌属、变形杆菌属、摩根菌属、耶尔森菌属等。

(二)生物学特性

1.形态与染色

肠杆菌科的细菌均为革兰氏阴性杆菌,其菌体大小为$(1.0\sim6.0)\mu m\times(0.3\sim1.0)\mu m$。多数有周鞭毛,能运动,少数菌属如志贺菌属和克雷伯菌属无鞭毛,无运动能力。均不形成芽胞,少数菌属细菌可形成荚膜。

2.培养和生化反应

需氧或兼性厌氧,营养要求不高,在普通琼脂培养基和麦康凯培养基上均能生长并形成中等大小的菌落,表面光滑,液体培养基中呈浑浊生长。发酵葡萄糖产酸、产气,触酶阳性,除少数菌外,氧化酶阴性。硝酸盐还原为亚硝酸盐,但欧文菌属和耶尔森菌属的某些菌株例外。

3.抗原构造

肠杆菌科细菌的抗原构造复杂。包括菌体(O)抗原,鞭毛(H)抗原和表面抗原(如 Vi 抗原、K 抗原)3 种。O 抗原和 H 抗原是肠杆菌科血清学分群和分型的依据。表面抗原为包绕在 O 抗原外的不耐热的多糖抗原,可阻断 O 抗原与相应抗体之间的反应,加热处理能破坏其阻断作用。

4.变异

包括菌落 S～R 变异和鞭毛 H～O 变异。肠道杆菌易出现变异菌株。表现为耐药性或生化反应性质的改变。肠道杆菌易变异在细菌学诊断、治疗方面具有重要意义。

5.抵抗力不强

加热 60 ℃,30 分钟即被杀死。不耐干燥,对一般化学消毒剂敏感。对低温有耐受力,能耐胆盐。

6.肠杆菌科的初步分类

可根据苯丙氨酸脱氨酶试验和葡萄糖酸盐试验(也可用 V-P 试验)将肠肝菌科初步分为三大类(表 4-1)。

表 4-1 肠杆菌的初步分类

菌属名	苯丙氨酸脱氨酶试验	葡萄糖酸盐试验
变形杆菌属	+	−
普罗维登斯菌属	+	−
摩根菌属	+	−
克雷伯菌属	−	+
肠杆菌属	−	+
沙雷菌属	−	+
哈夫尼亚菌属	−	+
埃希菌属	−	−
志贺菌属	−	−
沙门菌属	−	−
枸橼酸菌属	−	−
爱德华菌属	−	−
耶尔森菌属	−	−

(三)致病性

肠杆菌科细菌种类多,可引起多种疾病。

1.伤寒和副伤寒

伤寒和副伤寒由伤寒沙门菌和副伤寒沙门菌引起。

2.食物中毒

食物中毒由部分沙门菌(如丙型副伤寒沙门菌、鼠伤寒沙门菌)或变形杆菌引起。

3.细菌性痢疾

细菌性痢疾由志贺菌引起。

4.其他感染

由大肠埃希菌、变形杆菌及克雷伯菌等条件致病菌可引起泌尿生殖道、伤口等部位的感染。

(四)微生物学检验

1.分离培养

将粪便或肛拭标本立即接种在肠道菌选择培养基上或先增菌后再分离;血、尿或脓汁等其他标本原则上不使用选择培养基。分离纯菌后,根据菌落特点,结合革兰氏染色及氧化酶反应结果做进一步鉴定。

2.鉴定

(1)初步鉴定。原则:①确定肠杆菌科的细菌,应采用葡萄糖氧化-发酵试验及氧化酶试验与弧菌科和非发酵菌加以鉴别;②肠杆菌科细菌的分群,多采用苯丙氨酸脱氨酶和葡萄糖酸盐试验,将肠杆菌科的细菌分为苯丙氨酸脱氨酶阳性、葡萄糖酸盐利用试验阳性和两者均为阴性反应 3 个类群;③选择生化反应进行属种鉴别。

有很多临床实验室习惯将选择培养基或鉴别培养基上的可疑菌落分别接种克氏双糖铁琼脂(KIA)和尿素-靛基质-动力(MIU)复合培养基管中,并根据其 6 项反应结果,将细菌初步定属。

(2)最后鉴定。肠杆菌科各属细菌的最后鉴定是根据生化反应的结果定属、种,或再用诊断血清做凝集反应才能做出最后判断。

二、埃希菌属

埃希菌属包括 5 个种,即大肠埃希菌、蟑螂埃希菌、弗格森埃希菌、赫尔曼埃希菌和伤口埃希菌。临床最常见的是大肠埃希菌。

大肠埃希菌俗称大肠杆菌,是人类和动物肠道正常菌群。

(一)所致疾病

1.肠道外感染

肠道外感染以泌尿系统感染常见,高位严重尿道感染与特殊血清型大肠埃希菌有关。还有菌血症、胆囊炎、腹腔脓肿。

2.肠道感染

引起肠道感染的大肠埃希菌有下列5个病原群。

(1)肠产毒性大肠埃希菌(ETEC):引起霍乱样肠毒素腹泻(水泻)。

(2)肠致病性大肠埃希菌(EPEC):主要引起婴儿腹泻。

(3)肠侵袭性大肠埃希菌(EIEC):可侵入结肠黏膜上皮,引起志贺样腹泻(黏液脓血便)。

(4)肠出血性大肠埃希菌(EHEC):又称产志贺样毒素(VT)大肠埃希菌(SLTEC或UTEC),其中O157:H7可引起出血性大肠炎和溶血性尿毒综合征(HUS)。临床特征为严重的腹痛、痉挛,反复出血性腹泻,伴发热、呕吐等。严重者可发展为急性肾衰竭。

(5)肠黏附性大肠埃希菌(EAggEC):也是新近报道的一种能引起腹泻的大肠埃希菌。

3.CDC将大肠埃希菌O157:H7列为常规检测项目

EHEC的血清型>50种,最具代表性的是O157:H7。在北美许多地区,O157:H7占肠道分离病原菌的第二或第三位,是从血便中分离到的最常见的病原菌,分离率占血便的40%,6月、7月、8月3个月O157:H7感染的发生率最高。且O157是4岁以下儿童急性肾衰竭的主要病原菌,所以CDC提出应将大肠埃希菌O157:H7列为常规检测项目。

(二)微生物学检验

1.标本采集

肠道感染可采集粪便;肠道外感染可根据临床感染情况采集中段尿液、血液、脓汁、胆汁、脑脊液、痰、分泌液等。

2.检验方法及鉴定

(1)涂片与镜检:脓汁及增菌培养物发现单一革兰氏阴性杆菌,可初步报告染色、形态、性状供临床用药参考。

(2)分离培养:粪便标本可用弱选择鉴别培养基进行分离,脓汁等可用血平板分离,取可疑菌落进行形态观察及生化反应。

(3)鉴定。①初步鉴定:根据菌落特征,涂片染色的菌形及染色反应,取纯培养物进行生化反应,凡符合 KIA:A/A 或 K/A、产气或不产气、H_2S-,MIU:动力+或-、吲哚+、脲酶-、甲基红+,硝酸盐还原+,VP-、氧化酶-,枸橼酸盐-,可鉴定为大肠埃希菌。②最后鉴定:一般常规检验做到上述初步鉴定即可,必要时可做系列生化反应最后鉴定,其中主要的鉴定试验为:氧化酶阴性、发酵葡萄糖产酸产气或只产酸、发酵乳糖产酸产气或迟缓发酵产酸、不发酵肌醇、IMViC 反应为++-(占 94.6%)、脲酶阴性、H_2S 阴性、苯丙氨酸脱氨酶阴性、硝酸盐还原阳性、动力多数阳性。③某些大肠埃希菌,尤其是无动力的不发酵乳糖株,应与志贺菌相鉴别,两者的主要鉴别试验可用醋酸钠和葡萄糖铵利用试验及黏质酸盐产酸 3 种试验,大肠埃希菌均为阳性,而志贺菌均为阴性;肠道内感染还需做血清分型、毒素测定或毒力试验;食物、饮料、水等卫生细菌学检查,主要进行大肠菌群指数检测。④血清学鉴定。

三、志贺菌属

志贺菌属是人类细菌性痢疾最常见的病原菌,通称痢疾杆菌。根据生化反应与血清学试验该属细菌分为痢疾、福氏、鲍氏和宋内志贺菌 4 群,CDC 分类系统(1989)将生化性状相近的 A、B、C 群归为一群,统称为 A、B、C 血清群,将鸟氨酸脱羧酶和 β-半乳糖苷酶均阳性的宋内志贺菌单列出来。我国以福氏和宋内志贺菌引起的细菌性痢疾最为常见。

(一)所致疾病

急性细菌性痢疾;中毒性细菌性痢疾;慢性细菌性痢疾。

(二)微生物学检验

1.标本采集

尽可能在发病早期及治疗前采集新鲜粪便,选择脓血便或黏液便,必要时可用肛拭子采集。

2.检验方法及鉴定

(1)分离培养:取粪便(黏液或脓血部分)或肛拭标本接种 GN 肉汤增菌及再进行分离培养。一般同时接种强弱选择性不同的两个平板。强选择鉴别培养基可用沙门菌、志贺菌选择培养基(SS);弱选择培养基可用麦康凯或中国蓝培养基。培养 18～24 小时后选取可疑菌落进行下列鉴定。

(2)鉴定。①初步鉴定:挑选可疑菌落 3～4 个先用志贺菌属多价诊断血清做试探性玻片凝集试验。将试探性凝集试验阳性的菌落至少接种 2～3 支 KIA 和 MIU,经 35 ℃培养 18～24 小时,凡符合 KIA:K/A、产气/＋、H₂S－,MIU:动力－、吲哚＋/－、脲酶－、氧化酶－,并结合试探性玻片凝集试验阳性结果可鉴定为志贺菌属;②最后鉴定:增加甘露醇(＋/－)、蔗糖(－/＋)(宋内志贺菌迟缓阳性)、柠檬酸盐(－)、苯丙氨酸脱氨酶(－)、ONPG 及鸟氨酸脱羧酶(－)(宋内志贺菌为阳性);用志贺菌属的诊断血清做群型鉴定。A 群痢疾志贺菌,甘露醇阴性,10 个血清型。B 群福氏志贺菌,有 6 个血清型和 X、Y2 各变型。C 群鲍特志贺菌,15 个血清型。D 群宋内志贺菌,仅有一个血清型,有光滑型(S)和粗糙型(R)两种菌落。

3.与大肠埃希菌的鉴别

(1)无动力,不发酵乳糖,靛基质阴性,赖氨酸阴性。

(2)发酵糖产酸不产气(福氏志贺菌 6 型、鲍氏志贺菌 13 和 14 型、痢疾志贺菌 3 型除外)。

(3)分解黏液酸,在醋酸盐和枸橼酸盐琼脂上产碱。

4.与类志贺邻单胞菌和伤寒沙门菌的鉴别

可用动力和氧化酶试验加以鉴别,志贺菌均为阴性,而类志贺邻单胞菌为阳性。伤寒沙门菌硫化氢和动力阳性,能与沙门菌属因子血清(O 多价 A-F 群或 Vi)凝集而不与志贺菌属因子血清凝集。

(三)临床意义

致病因素为侵袭力、内毒素及外毒素(志贺菌 A 群/Ⅰ型和Ⅱ型产生志贺毒素,其有细胞毒、肠毒素、神经毒)。可引起人类细菌性痢疾,其中可分急性、慢性两种,小儿易引起急性中毒性痢疾。慢性细菌性痢疾可人与人传播,污染水和食物可引起暴发流行。

(四)防治原则

预防的主要措施是防止进食被污染的食品、饮料及水,及早发现及早积极治疗携带者。临床治疗要根据体外药敏试验结果选用抗生素及其他抗痢疾药物,保持水和电解质平衡。对于中毒性菌痢患者应采取综合性治疗措施,如升压、抗休克、抗呼吸衰竭等。

四、沙门菌属

(一)致病性

致病因素有侵袭力、内毒素和肠毒素 3 种。临床上可引起胃肠炎、肠热症、

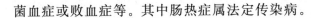

菌血症或败血症等。其中肠热症属法定传染病。

(二)微生物学检查

1.标本采集

根据不同疾病采取不同的标本进行分离与培养。肠热症的第一、二周采血液,第二、三周采粪便与尿液。整个病程中骨髓分离细菌阳性率较高。食物中毒采集食物与粪便。

2.检查方法及鉴定

(1)分离培养。①粪便:一般将粪便或肛拭直接接种于 SS 和麦康凯平板上,用两种培养基的目的是为提高标本的阳性检出率;②血液和骨髓:抽取患者血液 5 mL 或骨髓 0.5 mL,立即接种于含 0.5% 胆盐肉汤或葡萄糖肉汤 5 mL 试管中进行增菌,48 小时将培养物移种到血平板和肠道鉴别培养基上,若有细菌生长取菌涂片革兰氏染色并报告结果,对增菌培养物连续培养 7 天,仍无细菌生长时,则报告阴性;③尿液:取尿液 2~3 mL 经四硫黄酸盐肉汤增菌后,再接种于肠道菌选择培养基或血平板上进行分离培养,亦可将尿液离心沉淀物分离培养。

(2)鉴定:沙门菌属的鉴定与志贺菌属相同,须根据生化反应和血清学鉴定两方面进行。①初步鉴定:如为革兰氏阴性杆菌时做氧化酶试验,阴性时,挑取可疑菌落分别移种于 KIA 和 MIU 上,并做生化反应。以沙门菌多价诊断血清做玻片凝集试验。凡符合 KIA:K/A、产气$+/-$、$H_2S+/-$,MIU:动力$+$、吲哚$-$、脲酶$+$,氧化酶$-$,触酶$+$,硝酸盐还原$+$,以沙门菌多价血清作玻片凝集试验阳性,鉴定为沙门菌属。②最后鉴定:沙门菌血清学鉴定主要借助于沙门菌 O 抗原多价血清与 O、H、Vi 抗原的单价因子血清。

(3)血清学诊断。肥达试验:用已知的伤寒沙门菌 O、H 抗原,副伤寒甲、乙 H 抗原稀释后与被检血清做定量凝集试验,以检测患者血清中抗体的含量,来判断机体是否受沙门菌感染而导致肠热症并判别沙门菌的种类。

(三)防治原则

加强饮食卫生,防止污染食品及水源经口感染,携带者的积极治疗,皮下注射死菌苗或口服减毒活菌苗是预防沙门菌属细菌传染的几个主要措施。

五、变形杆菌属、普罗威登斯菌属及摩根菌属

变形杆菌属包括 4 个种,即普通变形杆菌、奇异变形杆菌和产黏变形杆菌和潘氏变形杆菌。普罗威登斯菌属有 4 个种:产碱普罗威登斯菌、斯氏普罗威登斯菌、雷极普罗威登斯菌和潘氏普罗威登斯菌。摩根菌属只有一个种,即摩根菌。

这 3 个属的细菌为肠道寄居的正常菌群,在一定条件下能引起各种感染,也是医源性感染的重要条件致病菌。

(一)致病性

1.*变形杆菌属*

普通变形杆菌和奇异变形杆菌引起尿道、创伤、烧伤的感染。普通变形杆菌还可引起多种感染及食物中毒;奇异变形杆菌还可引起婴幼儿肠炎。产黏变形杆菌尚无引起人类感染的报道。本菌属细菌具 O 抗原及 H 抗原,普通变形杆菌 OX19、OX2、OXk 的菌体抗原与某些立克次体有共同抗原,这就是外-斐(Weil-Felix)反应,是用以诊断某些立克次体病的依据。

2.*普罗威登斯菌属*

本属菌可引起烧伤、创伤与尿道感染。

3.*摩根菌属*

本属细菌为医源性感染的重要病原菌之一。

(二)微生物学检验

1.*标本采集*

根据病情采集尿液、脓汁、伤口分泌物及婴儿粪便等。

2.*检验方法及鉴定*

(1)直接涂片:尿液、脑脊液、胸腹水等离心沉淀后,取沉淀物涂片;脓液和分泌液可直接涂片,行革兰氏染色后,观察形态及染色性。

(2)分离培养:将各类标本分别接种于血琼脂平板和麦康凯或伊红亚甲蓝(EMB)琼脂平板,孵育 35 ℃18～24 小时后挑选菌落。为了抑制变形杆菌属菌的迁徙生长,可于血琼脂中加入苯酚或苯乙醇,使其最终浓度为 1 g/L 和0.25%,这并不影响其他细菌的分离。变形杆菌属在血琼脂上呈迁徙生长,在肠道菌选择培养基上形成不发酵乳糖菌落,在 SS 琼脂上常为有黑色中心的菌落。

(3)鉴定:接种前述生化培养基,并做氧化酶试验,进行此三个属和属、种鉴定。

六、肠杆菌科的其他菌属

除上述主要对人致病的菌属外,肠杆菌科还包括枸橼酸杆菌属、克雷伯菌属、肠杆菌属、沙雷菌属、哈夫尼亚菌属、爱德华菌属和欧文菌属。前四属在临床感染标本中具有较高的分离率。大多属于条件致病菌。

(一)枸橼酸杆菌属

枸橼酸杆菌属包括弗劳地枸橼酸杆菌、异型枸橼酸杆菌和无丙二酸盐枸橼酸杆菌 3 个种,这些细菌广泛分布在自然界,属正常菌群成员,凡粪便污染的物品,均可检出枸橼酸杆菌。

1.致病性

本菌为条件致病菌,常在一些慢性疾病如白血病、自身免疫性疾病或医疗插管术后的泌尿道、呼吸道中检出,可引起败血症、脑膜炎、骨髓炎、中耳炎和心内膜炎等。

2.微生物学检验

(1)标本采集:根据病情可取尿液、痰、血液或脓汁等。

(2)检验方法及鉴定:各类标本在血平板分离培养后根据菌落特征,结合涂片染色结果及氧化酶、发酵型证实为肠杆菌科的细菌,再相继做属、种鉴定。

属的鉴定:由于在 KIA 的反应结果与沙门菌属、爱德华菌属相似,故应予以进一步鉴别。β-半乳糖苷酶、赖氨酸脱羧酶和枸橼酸盐利用 3 个试验枸橼酸杆菌属为＋－＋,沙门菌属为－/＋＋＋,爱德华菌属为－＋－。

种的鉴别:根据产生靛基质、H_2S、丙二酸盐利用。

(二)克雷伯菌属

本属细菌引起的感染日见增多,其中以肺炎克雷伯菌最为多见。肺炎克雷伯菌分为肺炎克雷伯肺炎亚种、肺炎克雷伯菌臭鼻亚种和肺炎克雷伯菌鼻硬节亚种。

1.致病性

肺炎克雷伯菌肺炎亚种引起婴儿肠炎、肺炎、脑膜炎、腹膜炎、外伤感染、败血症和成人医源性尿道感染。

臭鼻亚种引起臭鼻症,鼻硬节亚种引起鼻腔、咽喉和其他呼吸道的硬节病,催娩克雷伯菌可引起呼吸道和泌尿道感染、创伤感染与败血症等。

2.微生物学检验

(1)标本的采集:肠炎患者采集粪便,败血症者采集血液,其他根据病症分别采集尿液、脓汁、痰、脑脊液、胸腔积液及腹水等。

(2)检验方法及鉴定。①涂片染色:有些标本可直接涂片染色镜检,镜下出现带有荚膜的革兰氏阴性杆菌。②分离培养:将粪便标本接种于肠道选择鉴别培养基,血液标本先经增菌后接种血平板,经37 ℃培养 16～24 小时,取肠道选择鉴别培养基上乳糖发酵的黏性菌落或血琼脂上灰白色大而黏的菌落进行涂片,染色镜检;如有荚膜的革兰氏阴性菌,氧化酶阴性反应,则移种 KIA、MIU、葡萄糖蛋白胨水和枸橼酸盐培养基初步鉴定。③鉴定:初步鉴定,根据 KIA、MIU,结合甲基红试验、V-P 试验、枸橼酸盐利用及氧化酶结果进行初步鉴定;最后鉴定,属的鉴定:关键是克雷伯菌属动力和鸟氨酸脱羧酶均为阴性反应,种的鉴定:肺炎克雷伯菌吲哚阴性和不能在 10 ℃生长,而催娩克雷伯菌吲哚阳性,能在 10 ℃生长,不能在 25 ℃生长。④亚种鉴别:肺炎克雷伯菌 3 个亚种的鉴别关键是 IMViC 试验;肺炎亚种的结果为－－＋＋;臭鼻亚种为－＋－；鼻硬节亚种为－＋－－;臭鼻和鼻硬节克雷伯菌亚种也可用丙二酸盐利用加以区分,前者阴性,后者阳性。

(三)肠杆菌属

肠杆菌属包括阴沟肠杆菌、产气肠杆菌、聚团肠杆菌、日勾维肠杆菌、坂崎肠杆菌、中间型肠杆菌及河生肠杆菌 7 个种。

1.致病性

本菌属广泛分布于自然界,在土壤、水和日常食品中常见。阴沟、产气、聚团、日勾维等肠杆菌常导致条件致病,引起呼吸道、泌尿生殖道感染,亦可引起菌血症,引起新生儿脑膜炎。

2.微生物学检验

(1)标本采集:根据临床病症可采集血液、尿液、脓汁、脑脊液及其他材料。

(2)检验方法及鉴定。①与大肠埃希菌的鉴别和肠杆菌的属、种鉴定:主要根据 IMViC 反应结果,肠杆菌属多为－－＋＋,而大肠埃希菌是＋＋－－;肠杆菌属的属、种鉴定参照前述生化反应。②与肺炎克雷伯菌的鉴别:产气肠杆菌、阴沟肠杆菌和肺炎克雷伯菌的 IMViC 结果均为－－＋＋,区别是前两者动力阳性,后者动力阴性。

(四)沙雷菌属

沙雷菌属包括黏质沙雷菌、液化沙雷菌、深红沙雷菌、普城沙雷菌、臭味沙雷菌及无花果沙雷菌。本属菌广泛分布于自然界,是水和土壤中常居菌群,也是重要的条件致病菌。

1.致病性

黏质沙雷菌可导致呼吸道与泌尿道感染。液化沙雷菌存在于植物和啮齿类动物的消化道中,是人的条件致病菌,主要引起呼吸道感染。

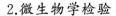

2.微生物学检验

血液、尿液、痰、脓液等标本的检验程序和方法可参照克雷伯菌。沙雷菌与其他菌属细菌的根本区别是沙雷菌具 DNA 酶和葡萄糖酸盐阳性。

(五)哈夫尼亚菌属、爱德华菌属及少见的肠杆菌科菌属

1.哈夫尼亚菌属

(1)致病性:蜂房哈夫尼亚菌存在于人和动物粪便中,河水和土壤亦有分布,是人类的条件致病菌,偶可致泌尿道、呼吸道感染、小儿化脓性脑膜炎与败血症。

(2)微生物检验:应注意与肠杆菌属及沙雷菌属的区别。哈夫尼亚菌不利用枸橼酸盐,不水解明胶,无 DNA 酶,并能够被哈夫尼亚噬菌体裂解,赖氨酸脱羧酶阳性。

2.爱德华菌属

致病性:多数菌种存在于自然环境中,淡水亦有分布,是鱼类的致病菌,也是人类的一种罕见的条件致病菌。迟缓爱德华菌可导致肠道外感染,作为腹泻病原菌尚未确定。

第二节　分枝杆菌检验

分枝杆菌是一类细长或略带弯曲、为数众多(包括 54 个种)呈分枝状生长的需氧杆菌。因其繁殖时呈分枝状生长故称分枝杆菌。本属细菌的主要特点是细胞壁含有大量脂类,可占其干重的 60%,这与其染色性、抵抗力、致病性等密切相关。耐受酸和抗乙醇,一般不易着色,若经加温或延长染色时间而着色后,能抵抗 3%盐酸乙醇的脱色作用,故又称抗酸杆菌。需氧生长,无鞭毛,无芽胞和荚膜。引起的疾病均为慢性,有肉芽肿病变的炎症特点。

分枝杆菌的种类较多,包括结核分枝杆菌、非结核分枝杆菌和麻风分枝杆菌。结核分枝杆菌是一大群分枝杆菌的总称,与人类有关的结核分枝杆菌主要有堪萨斯分枝杆菌、海分枝杆菌、瘰疬分枝杆菌、戈分枝杆菌、鸟分枝杆菌、蟾分枝杆菌、龟分枝杆菌、偶发分枝杆菌和耻垢分枝杆菌等。本属细菌无内外毒素,其致病性与菌体某些成分如索状因子、蜡质 D 及分枝菌酸有关。

一、结核分枝杆菌

结核分枝杆菌简称结核杆菌,是引起人和动物结核病的病原菌。目前已知在我国引起人类结核病的主要有人型和牛型结核分枝杆菌。

(一)临床意义

1.致病性

结核分枝杆菌主要通过呼吸道、消化道和受损伤的皮肤侵入易感机体,引起多种组织器官的结核病,其中以通过呼吸道引起的肺结核最多见。肺外感染可发生在脑、肾、肠及腹膜等处。该菌不产生内毒素和外毒素,也无荚膜和侵袭性酶。

2.科赫现象

结核的特异性免疫是通过结核分枝杆菌感染后所产生,试验证明,将有毒结核分枝杆菌纯培养物初次接种于健康豚鼠,不产生速发型变态反应,而经10~14天,局部逐渐形成肿块,继而坏死,溃疡,直至动物死亡。若在8~12周之前给动物接种减毒或小量结核分枝杆菌,第二次接种时则局部反应提前,于2~3天内发生红肿硬结,后有溃疡但很快趋于痊愈。此现象为科赫在1891年观察到的,故称为科赫现象。

3.结核菌素试验

利用Ⅳ型变态反应的原理,检测机体是否感染过结核分枝杆菌。

(二)微生物学检验

1.标本采集

根据感染部位的不同,可采集不同标本。结核患者各感染部位的标本中大多都混有其他细菌,为此应采取能抑制污染菌的方法。若做分离培养,必须使用灭菌容器,患者应停药1~2天后再采集标本。可采集痰、尿、粪便、胃液、胸腔积液、腹水、脑脊液、关节液、脓液等。

2.检验方法

(1)涂片检查。

直接涂片。①薄涂片:挑取痰或其他处理过的标本约0.01 mL,涂抹于载玻片上,用姜-尼(热染法)或冷染法抗酸染色。镜检,报告方法:一,全视野(或100个视野)未找到抗酸菌;＋,全视野发现3~9个;＋＋,全视野发现10~99个;＋＋＋,每视野发现1~9个;＋＋＋＋,每视野发现10个以上(全视野发现1~2个时报告抗酸菌的个数)。②厚涂片,取标本0.1 mL,涂片,抗酸染色、镜检,报告方法同上。

集菌涂片:主要方法有沉淀集菌法和漂浮集菌法。

荧光显微镜检查法:制片同前。用金胺"O"染色,在荧光显微镜下分枝杆菌可发出荧光。

(2)分离培养:结核分枝杆菌的分离培养对于结核病的诊断、疗效观察及抗结核药物的研究均具有重要意义。培养前针对标本应做适当的前处理,如痰可做 $4\%H_2SO_4$ 或 $4\%NaOH$ 处理 $20\sim30$ 分钟,除去杂菌再接种于罗氏培养基,37 ℃培养,定时观察,至 $4\sim8$ 周。此方法可准确诊断结核分枝杆菌。

(3)基因快速诊断:简便快速、灵敏度高、特异性强。但需注意实验器材的污染问题,以免出现假阳性。

(4)噬菌体法。

(三)治疗原则

利福平、异烟肼、乙胺丁醇、链霉素为第一线药物。利福平与异烟肼合用可以减少耐药的产生。对于严重感染,可用吡嗪酰胺与利福平及异烟肼联合使用。

二、非结核分枝杆菌

分枝杆菌属中除结核分枝杆菌和麻风分枝杆菌以外,均称为非结核分枝杆菌。因其染色性同样具有抗酸性亦称非结核抗酸菌,其中有 $14\sim17$ 个非典菌种能使人致病,可侵犯全身脏器和组织,以肺最常见,其临床症状、X 线所见很难与肺结核病区别,而大多数非典菌对主要抗结核药耐药,故该菌的感染和发病已成为流行病学和临床上的主要课题,与发达国家一样,我国近年来发现率也有增高趋势。以第Ⅲ群鸟-胞内分枝杆菌复合群和第Ⅳ群偶发分枝杆菌及龟分枝杆菌为多。

三、麻风分枝杆菌

麻风分枝杆菌简称麻风杆菌,是麻风的病原菌。首先于 1937 年从麻风患者组织中发现。麻风分枝杆菌亦为抗酸杆菌,但较结核分枝杆菌短而粗。抗酸染色着色均匀,呈束状或团状排列。为典型的胞内寄生菌,该菌所在的细胞胞质呈泡沫状称麻风细胞。用药后细菌可断裂为颗粒状,链状等,着色不均匀,叫不完整染色菌。革兰氏阳性无动力、无荚膜和芽胞。

麻风分枝杆菌是麻风的病原菌,麻风是一种慢性传染病,早期主要损害皮肤、黏膜和神经末梢,晚期可侵犯深部组织和器官,此菌尚未人工培养成功,已用犰狳建立良好的动物模型。人类是麻风分枝杆菌的唯一宿主,也是唯一传染源。

本病在世界各地均有流行,尤以第三世界较为广泛。

麻风根据机体的免疫、病理变化和临床表现可将多数患者分为瘤型和结核型两型,另外还有界限类和未定类两类。治疗原则:早发现,早治疗。治疗药物主要有砜类、利福平、氯法齐明及丙硫异烟胺。一般采用 2 或 3 种药物联合治疗。

第三节　非发酵革兰氏阴性杆菌检验

非发酵革兰氏阴性杆菌是一群不发酵葡萄糖或仅以氧化形式利用葡萄糖的需氧或兼性厌氧、无芽胞的革兰氏阴性杆菌;在分类学上分别属于不同的科、属和种,但具有类似的表型特征,如多为需氧菌,菌体直而细长,大小为$(1\sim5)\mu m\times(0.5\sim1)\mu m$,绝大多数动力阳性,最适生长温度一般为 $30\sim37$ ℃,多为条件致病菌。近年来由该类细菌引起感染的报告日益增多,尤其在院内感染中铜绿假单胞菌、不动杆菌等占有重要地位,同时由于非发酵菌对抗生素的耐药率日渐增高,已引起临床医学及检验医学的重视。

非发酵革兰氏阴性杆菌包括的菌种较多,主要有下列菌属:假单胞菌属、不动杆菌属、窄食单胞菌属、伯克霍尔德菌属、产碱杆菌属、无色杆菌属、莫拉菌属、金氏杆菌属、金色杆菌属、艾肯菌属、土壤杆菌属、黄单胞菌属、丛毛单胞菌属、食酸菌属等。

一、假单胞菌属

(一)概述

假单胞菌属属于假单胞菌目的假单胞菌科,本菌属分布很广,水、土壤和植物中均有存在,多数为腐生菌,少数为动物寄生菌,对人类都为条件致病菌。本菌属目前共有 153 种细菌,临床最常见的是铜绿假单胞菌,其他尚有荧光假单胞菌、恶臭假单胞菌、斯氏假单胞菌等,但较少见。

1.生物学特性

假单胞菌属是一类无芽胞、散在排列的革兰氏阴性杆菌,菌体直或微弯、有单鞭毛或丛鞭毛,运动活泼。

本属细菌专性需氧,生长温度范围广,最适生长温度 35 ℃,少数细菌可在

4 ℃或 42 ℃生长,如铜绿假单胞菌和许多非荧光假单胞菌在 42 ℃生长,而恶臭假单胞菌和几乎所有的荧光假单胞菌在 42 ℃不生长。假单胞菌属中,铜绿假单胞菌、荧光假单胞菌、恶臭假单胞菌、韦龙氏假单胞菌和蒙氏假单胞菌组成已知的荧光组假单胞菌,这些细菌经培养可产生水溶性黄绿色或黄褐色的青脓素,这种色素在短波长的紫外光下可发出荧光;而斯氏假单胞菌、曼多辛假单胞菌、产碱假单胞菌、假产碱假单胞菌、浅黄假单胞菌和稻皮假单胞菌组成非荧光组假单胞菌。本属细菌可以生存的 pH 范围是 5.0~9.0,最适 pH 为 7.0;营养要求不高,在实验室常用培养基(如普通琼脂平板、血平板、巧克力平板、麦康凯平板等)上均可生长。

2.致病物质与所致疾病

本菌属有多种毒力因子,包括菌毛、内毒素、外毒素和侵袭性酶。

本菌属一般不是人类的正常菌群,来源于环境,通常是水、潮湿的土壤,污染的医疗器械、输液或注射等,可引起医院感染。人类非发酵菌感染中,假单胞菌占 70%~80%,主要为铜绿假单胞菌。临床常见假单胞菌的致病物质及所致疾病谱见表 4-2。

表 4-2 临床常见假单胞菌的致病物质及所致疾病

菌种	毒力因子	所致病菌
铜绿假单胞菌	外毒素 A、内毒素、蛋白水解酶、藻朊酸盐、菌毛、对很多抗生素固有耐药	条件致病可引起社区或医院获得性感染、肺囊性纤维化患者的呼吸系统感染
荧光假单胞菌 恶臭假单胞菌 斯氏假单胞菌	未知,发生感染的患者常处在疾病状态且暴露于污染的医疗器械或溶液	较少引起感染,可引起菌血症、尿路感染、伤口感染和呼吸道感染
曼多辛假单胞菌 产碱假单胞菌 假产碱假单胞菌	未知	尚未发现引起人类疾病

3.微生物学检验

(1)标本采集:假单胞菌属感染的常见标本有血液、脑脊液、胸腔积液、脓液、分泌液、痰液、尿液等。因该属细菌生长条件要求不高,其标本的采集与运送无特别的要求。

(2)直接显微镜检查:标本直接涂片做革兰氏染色检查。本菌属为革兰氏阴性杆菌,中等大小,菌体直或微弯,散在排列,无芽胞。

(3)分离培养:血液、脑脊液等无杂菌污染的标本,可经增菌后或直接接种于血平板及麦康凯平板,粪便等杂菌多的标本接种于强选择性培养基进行分离培养。

(4)鉴定假单胞菌属的主要特征:革兰氏阴性杆菌,动力阳性;专性需氧,营养要求不高,普通培养基、麦康凯培养基上生长良好,某些菌株具有明显的菌落形态或色素。氧化酶阳性,葡萄糖氧化发酵试验(O/F试验)通常为氧化型;可将硝酸盐转化为亚硝酸盐或氮气。但浅黄假单胞菌和稻皮假单胞菌氧化酶阴性,常不能在麦康凯培养基上生长。

在临床实际工作中,假单胞菌属细菌的鉴定常采用商品化的试剂盒或全自动或半自动的细菌鉴定系统,临床常见的假单胞菌一般都能获得满意的鉴定结果。本属细菌的诊断一般不需要采用血清学诊断技术。

4.药物敏感性试验

由于假单胞菌属的一些细菌对很多抗生素天然耐药,本属细菌抗感染药物的选择一般由临床微生物技术人员、感染科医师和药剂师等共同协商作出决定。临床治疗假单胞菌感染的抗菌药物主要有 3 类:β-内酰胺类、氨基糖苷类和喹诺酮类。按美国临床实验室标准化研究所(Clinical and Laboratory Standards Institute,CLSI)推荐,非发酵革兰氏阴性细菌除铜绿假单胞菌、不动杆菌属细菌、洋葱伯克霍尔德菌和嗜麦芽窄食单胞菌外,药敏试验不选用 Kirby-Bauer 法,应选用肉汤或琼脂稀释法或 E-试验。

(二)铜绿假单胞菌

铜绿假单胞菌是假单胞菌属的代表菌种,广泛分布于自然界、家庭和医院中,其在外界存活的重要条件是潮湿环境,在人类的皮肤和黏膜表面罕见。在临床,该菌是肠杆菌科以外的革兰氏阴性杆菌中最常见的细菌。

1.生物学特性

铜绿假单胞菌为革兰氏阴性杆菌,菌体呈细杆状,长短不一,散在排列;无芽胞,一端有单鞭毛,运动活泼,临床分离株常有菌毛。

本菌为专性需氧菌,部分菌株能在兼性厌氧环境中生长,营养要求不高,在普通培养基上生长良好,培养温度常选择 35 ℃,4 ℃不生长而 42 ℃生长是该菌的鉴别点之一。

在血平板、麦康凯平板上形成的菌落表现为扁平湿润,锯齿状边缘,常呈融合性生长,表面常可见金属光泽;产蓝绿色、红色或褐色色素,可溶于水,有类似葡萄或煎玉米卷气味;在血平板上常呈 β-溶血,来自肺囊性纤维化患者的菌株常表现为黏液型菌落。从临床标本分离的铜绿假单胞菌有 80%～90%产生色素。

铜绿假单胞菌有菌体(O)抗原、鞭毛(H)抗原、黏液(S)抗原和菌毛抗原。O 抗原有两种成分:一种是外膜蛋白,为保护性抗原,免疫性强,具有属特异性;另一种为脂多糖(LPS),具有型特异性,可用于细菌分型。

铜绿假单胞菌对外界因素的抵抗力比其他无芽胞菌强,在潮湿的环境中能长期生存。对干燥、紫外线有抵抗力。但对热抵抗力不强,56 ℃、30 分钟可被杀死。对某些消毒剂敏感,1%苯酚处理 5 分钟即被杀死。临床分离菌株对多种抗生素不敏感。

2.致病物质与所致疾病

铜绿假单胞菌的致病作用与多种毒力因子有关,主要有以下几种:外毒素 A,通过抑制蛋白质合成杀死宿主细胞;数种蛋白溶解酶,能溶解弹性蛋白、明胶及纤维蛋白等,与铜绿假单胞菌引起的角膜溃疡、小肠和结肠的炎性病变有关;溶血素,可破坏红细胞,导致出血病变,还能破坏覆盖于肺泡表面的卵磷脂,进而减低肺泡表面张力,导致肺不张,使肺炎病变加重;铜绿假单胞菌的菌毛可使细菌黏附到宿主细胞上。某些菌株产生藻朊酸盐和脂多糖聚合体,可抑制吞噬细胞的吞噬作用而导致肺囊性纤维化患者的潜在感染。

完整的皮肤黏膜是天然的屏障,故铜绿假单胞菌很少成为健康人的原发病原菌,但改变或损伤宿主正常的防御机制,如烧伤导致皮肤黏膜破坏、留置导尿管、气管切开插管,或免疫机制缺损如粒细胞缺乏、低蛋白血症、各种肿瘤患者,应用激素和广谱抗生素的患者,常可导致皮肤、尿路、呼吸道等感染。烧伤焦痂、婴儿或儿童的皮肤、脐带和肠道、老年人的尿道则是较常见的原发病灶或入侵门户。如果人体抵抗力降低或细菌毒力强,数量多,就可在血中生长繁殖,发生败血症。如因污染的镜片导致眼外伤,也可引起眼部感染。

铜绿假单胞菌对外界因素的较强抵抗力及对多种抗生素固有耐药,有助于该菌在医院环境中存活而引起医院感染。铜绿假单胞菌是呼吸道、尿道、伤口、血液甚至中枢神经系统医院感染的常见病原菌,肺囊性纤维化患者的呼吸道感染、皮肤坏死出血性丘疹与糖尿病患者恶性外耳炎多由感染铜绿假单胞菌所致。

3.微生物学检验

(1)标本采集:按疾病和检查目的分别采取不同的临床标本,如痰、伤口分泌物、尿液、脓液及穿刺液、血液、脑脊液、胸腔积液和腹水、关节液等。

(2)直接显微镜检查:脑脊液、胸腔积液和腹水离心后取沉淀物涂片,脓汁、分泌物直接涂片革兰氏染色镜检。为革兰氏阴性杆菌,菌体长短不一,有些菌体周围可见有荚膜。

(3)分离培养:血液和无菌体液标本可先增菌后再转种血平板和麦康凯平板,痰、脓液、分泌物、中段尿等可直接接种上述培养基。

(4)鉴定:根据培养物的菌落特征、产生水溶性蓝绿色、红色或褐色色素、特殊的气味、氧化酶试验阳性、氧化发酵试验为氧化分解葡萄糖等即可作出初步鉴定。但对色素产生不典型的铜绿假单胞菌还需要做其他生化反应(如明胶液化、精氨酸双水解试验、42 ℃生长试验等,乙酰胺酶检测试验也有一定的价值)与其他假单胞菌鉴别。铜绿假单胞菌主要生化反应结果如下:氧化酶阳性,在氧化发酵培养基上,能氧化利用葡萄糖、木糖产酸,不能发酵乳糖。精氨酸双水解酶阳性,乙酰胺酶多阳性,利用枸橼酸盐,还原硝酸盐并产生氮气。吲哚阴性,赖氨酸脱羧酶阴性(表 4-3)。

表 4-3　临床常见假单胞菌的鉴定特征

菌种	42生长℃	硝酸盐还原	还原硝酸盐产气	明胶液化	精氨酸双水解硝酸盐酶	赖氨酸脱羟酶	尿素水解	氧化葡萄糖	氧化乳糖	氧化甘露醇	氧化木糖
铜绿假单胞菌	+	+	+	V	+	−	V	+	−	V	+
荧光假单胞菌	−	−	−	+	+	−	V	+	V	V	+
曼多辛假单胞菌	+	+	+	−	+	−	V	+	V	V	+
恶臭假单胞菌	−	−	−	−	+	−	V	+	V	V	+
斯氏假单胞菌	V	−	−	−	+	−	V	+	−	+	+
蒙龙假单胞菌	−	−	−	−	−	−	V	+	−	+	+
韦龙假单胞菌	−	−	−	V	−	ND	−	+	ND	+	+

注:ND,无数据;V,不定的;+,>90%菌株阳性;−,>90%菌株阴性。

4.药物敏感性试验

铜绿假单胞菌呈现明显的固有耐药性,对多数抗生素不敏感,对原为敏感的抗生素也可以产生耐药,因此,初代敏感的菌株在治疗 3～4 天后,测试重复分离株的抗生素敏感性是必要的。目前,对假单胞菌感染多采用联合治疗,如选用一种 β-内酰胺类抗生素与一种氨基糖苷类或一种喹诺酮类抗菌药物联合治疗。严重的铜绿假单胞菌感染,如败血症、骨髓炎及囊性纤维化患者应延长疗程。

标本经涂片革兰氏染色和分离培养后,如为革兰氏阴性杆菌,菌落产生典型色素,具有特殊的气味、氧化酶阳性,即可初步报告"检出铜绿假单胞菌"。色素产生不典型者,经生化鉴定,如符合鉴定依据中的各条标准,才可提出报告。

对于临床标本中分离出铜绿假单胞菌的意义,必须结合患者的临床表现与标本来源进行分析。一般来说,以纯培养方式从正常无菌标本中分离出铜绿假单胞菌,要进行细菌鉴定和抗生素敏感试验,而从非无菌标本如无临床体征或无肺炎症状的患者气管内标本分离到铜绿假单胞菌,即使是优势生长,也没有必要进一步鉴定,因为使用多种抗生素治疗的患者常出现铜绿假单胞菌定植。

(三)荧光假单胞菌

1.生物学特性

荧光假单胞菌为革兰氏阴性杆菌,散在排列,一端丛毛菌,运动活泼,偶见无鞭毛无动力的菌株。专性需氧,营养要求不高,在普通培养基上可生长,在麦康凯平板上亦可生长,培养温度常选择 35 ℃,大多数菌株在 4 ℃生长,42 ℃不生长。约 94%的菌株产生水溶性荧光素,在紫外线(360 nm)照射下呈黄绿色荧光,有些菌株产生蓝色色素,不扩散。

2.致病物质与所致疾病

荧光假单胞菌存在于土壤和水等环境中,常与食物(鸡蛋、血、牛乳等)腐败有关,是人类少见的条件致病菌,可引起医院感染。由于具有嗜冷性,可在冰箱储存血液中繁殖,若输入含有此菌的血库血液,可导致患者不可逆性的休克而死亡。所以,血库血液的采集和保存,应防止荧光假单胞菌的污染。

3.微生物学检验

尿、分泌物等临床标本可直接接种在血平板上,血液标本可先增菌后再接种于血平板分离。本菌鞭毛 3 根以上,42 ℃不能生长,可与铜绿假单胞菌相区别。本菌的最低鉴定特征有:单端鞭毛 3 根以上,动力阳性;氧化分解葡萄糖,不分解麦芽糖,氧化酶阳性,精氨酸水解阳性,明胶液化阳性;可产生荧光素,4 ℃生长,42 ℃不生长。本菌对卡那霉素敏感。

(四)恶臭假单胞菌

1.生物学特性

恶臭假单胞菌为革兰氏阴性杆菌,有些菌株为卵圆形,单端丛毛菌,运动活泼。专性需氧,培养温度常选择 35 ℃,42 ℃不生长,4 ℃生长不定,菌落与铜绿假单胞菌相似,但只产生荧光素(青脓素),不产生绿脓素,借此可与铜绿假单胞菌相区别,其陈旧培养物有腥臭味。

2.致病物质与所致疾病

恶臭假单胞菌为鱼的一种致病菌,常从腐败的鱼中检出,是人类少见的条件致病菌,常引起医院感染。偶从人类尿道感染、皮肤感染和骨髓炎标本中分离出,分泌物有腥臭味。

3.微生物学检验

鉴定中注意与其他假单胞菌相区别,只产生荧光素,不产生绿脓素,42 ℃不生长可与铜绿假单胞菌区别;不液化明胶,不产生卵磷脂酶,陈旧培养物上有腥臭味,有别于荧光假单胞菌。

(五)斯氏假单胞菌

1.生物学特性

斯氏假单胞菌为革兰氏阴性杆菌,一端单鞭毛,运动活泼;常选择 35 ℃进行培养,4 ℃不生长,大部分菌株在 42 ℃生长;营养要求不高,普通平板可生长,新分离菌株在培养基上可形成特征性干燥、皱缩样菌落,黏附于琼脂表面难以移动,可产生黄色色素,不产生荧光素。

2.致病物质与所致疾病

斯氏假单胞菌存在于土壤和水中,在医院设备及各种临床标本中亦有发现,本菌引起的感染并不多见,偶可引起抵抗力低下患者伤口、泌尿道、肺部感染等。

3.微生物学检验

注意与曼多辛假单胞菌相鉴别,其特征性菌落、精氨酸双水解试验阴性、氧化分解甘露醇,有别于曼多辛假单胞菌。

二、不动杆菌属

不动杆菌属归于假单胞菌目的莫拉菌科,根据 DNA-DNA 杂交将不动杆菌属分成25 个DNA 同源组,或称基因种,至少有 19 种不动杆菌的生化反应和生长试验已被公布,但只有 16 种不动杆菌被命名。由于大部分不动杆菌不能依靠表型实验将其同其他不动杆菌区分开来,目前将不动杆菌分成两组,分解糖(氧化分解葡萄糖)的不动杆菌和不分解糖(不氧化分解葡萄糖)的不动杆菌。

(一)生物学特性

不动杆菌属为一群不发酵糖类、氧化酶阴性、硝酸盐还原阴性、不能运动的革兰氏阴性杆菌。菌体多为球杆状,常成双排列,看似双球菌,有时不易脱色,可单个存在,无芽胞、无鞭毛。细菌培养温度常选择 35 ℃,该属细菌接种在血平板和巧克力平板后,在二氧化碳或空气环境中孵育,生长良好,培养 24 小时后,血平板上表现为光滑、不透明、有些菌种呈 β-溶血菌落;可在麦康凯培养基上生长

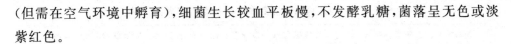

(但需在空气环境中孵育),细菌生长较血平板慢,不发酵乳糖,菌落呈无色或淡紫红色。

(二)致病物质与所致疾病

不动杆菌广泛分布于自然界和医院环境中,是长期住院患者呼吸道和皮肤菌群的一部分。在临床标本中,最常见的是鲍曼不动杆菌,它是仅次于铜绿假单胞菌而居临床分离阳性率第二位的非发酵革兰氏阴性杆菌,为条件致病菌。其致病物质目前尚不清楚,主要引起呼吸道、泌尿生殖道和血液的医院感染。该属微生物常感染较衰弱的患者,如应用医疗设备或接受多种抗生素治疗的烧伤或ICU 患者,所致的疾病包括呼吸道感染、泌尿生殖道感染、伤口感染、软组织感染和菌血症等。

(三)微生物学检验

1.标本采集

根据临床疾病的不同采集不同的标本,常见为痰液、尿液、血液和分泌物。

2.直接显微镜检查

采集分泌物、痰液、脓液、脑脊液、尿液等标本后先做涂片,革兰氏染色后镜检,为革兰氏阴性球杆菌,有抵抗酒精脱色的倾向,细菌较粗壮,常成双排列,在吞噬细胞内也有存在,易误认为奈瑟菌属细菌。

3.分离培养

在血平板和麦康凯平板上经 35 ℃培养 24 小时后,可形成光滑、不透明、奶油色、凸起的菌落,菌落大小较肠杆菌科细菌小;洛菲不动杆菌菌落较小,直径为1.0～1.5 mm;溶血不动杆菌在血平板上可产生 β 溶血;有些菌株苛养,在血平板上呈针尖样菌落,在营养肉汤中不生长;某些氧化葡萄糖的不动杆菌可使血平板呈独特的棕色。在麦康凯平板上形成乳糖不发酵菌落,但因菌落略带紫色而常被误认为乳糖发酵菌落,需注意。

4.鉴定

商品化的鉴定系统(如法国生物梅里埃 API 20 NE)可很好地鉴定不动杆菌。一些培养物经涂片、染色,如为革兰氏阴性成双排列的球杆菌,形态似奈瑟菌;KIA 底层及斜面均不变色、无动力;氧化酶阴性,硝酸盐还原试验阴性,可初步确定为不动杆菌属的细菌。氧化酶阴性、硝酸盐还原试验阴性、无动力的革兰氏阴性杆菌极为罕见。本菌属内种的鉴定参见表4-4。

表 4-4　不动杆菌和嗜麦芽窄食单胞菌的主要鉴定特征

菌种	麦康凯生长	动力	氧化葡萄糖	氧化麦芽糖	七叶苷水解	赖氨酸脱羟酶	硝酸盐还原
分解糖不动杆菌	+	−	+	−	−	−	−
不分解糖不动杆菌	+	−	−	V	−	−	−
嗜麦芽窄食单胞菌	+	+	+	+	V	+	V

注:V,不定的;+,>90%菌株阳性;−,>90%菌株阴性。

(四)药物敏感性试验

不动杆菌均对青霉素、氨苄西林和头胞拉定耐药,大多数菌株对氯霉素耐药,对氨基糖苷类抗生素耐药的菌株也逐渐增多,不同菌株对第二代和第三代头胞菌素的耐药性不同,所以每个分离菌株均应进行药敏试验。不动杆菌可采用纸片扩散法、肉汤和琼脂稀释法进行药敏试验,抗生素敏感试验结果对指导临床用药非常重要,药物的选择:A 组药物包括头胞他啶、亚胺培南和美洛培南;B 组药物包括美洛西林、替卡西林、哌拉西林、氨苄西林舒巴坦、哌拉西林/他唑巴坦、替卡西林/克拉维酸、头胞吡肟、头胞噻肟、头胞曲松、庆大霉素、阿米卡星、妥布霉素、四环素、多西环素、米诺环素、环丙沙星、加替沙星和左氧氟沙星;C 组药物主要是甲氧苄啶/磺胺甲噁唑。

不动杆菌对很多抗生素显示耐药,因此在临床上选择最佳的抗生素进行抗感染治疗较困难。不动杆菌引起的单纯尿路感染,选择单个药物进行治疗往往是有效的,但对于严重的感染如肺炎或菌血症,就需要采用 β-内酰胺类联合氨基糖苷类抗生素进行治疗。

三、窄食单胞菌属

窄食单胞菌属属于黄单胞菌目的黄单胞菌科,目前共有 5 个种,分别是嗜麦芽窄食单胞菌、非洲窄食单胞菌、微嗜酸窄食单胞菌、好氧反硝化窄食单胞菌和嗜根窄食单胞菌,后 3 种菌均是在 2002 年命名。在 1997 年以前,本属仅有一种细菌,即嗜麦芽窄食单胞菌,该菌在 1961 年根据其鞭毛特征命名为嗜麦芽假单胞菌,1983 年根据核酸同源性和细胞脂肪酸组成等归入黄单胞菌属,命名为嗜麦芽黄单胞菌。但由于其无黄单胞菌素,无植物病原性,能在 37 ℃生长等,与其他黄单胞不同,1993 年有学者提议将此菌命名为嗜麦芽窄食单胞菌,该菌也是本属中临床最常见的条件致病菌。

(一)生物学特性

窄食单胞菌属细菌为革兰氏阴性杆菌,菌体直、较短或中等大小,单个或成对排列,一端丛毛菌,有动力。常选择的培养温度为 35 ℃,4 ℃不生长,近半数菌株 42 ℃生长。在空气环境中生长良好,营养要求不高,在血平板上生长良好,麦康凯平板可生长,形成乳糖不发酵菌落。在血平板上培养 24 小时后,菌落较大,表面光滑、有光泽,边缘不规则,有色素产生,使菌落呈淡紫绿色到亮紫色,菌落下部常呈绿色变色,有氨水气味。

(二)致病物质与所致疾病

本菌为条件致病菌,其致病的毒力因子尚不清楚。该菌广泛存在于自然界,包括潮湿的医院环境中,能变成长期住院患者呼吸道菌群的一部分,可因患者使用医疗器械,如静脉导管和导尿管等,导致该菌进入机体无菌部位引起感染。最常见的是医院感染,包括导管相关性感染、菌血症、伤口感染、肺炎、尿路感染和机体其他部位的各种感染等。在非发酵菌引起的感染中,仅次于铜绿假单胞菌和不动杆菌而居临床分离阳性率的第三位。

(三)微生物学检验

1.标本采集

根据临床疾病的不同采集不同的标本,血液标本先肉汤增菌,其他标本直接接种于血平板和麦康凯平板。

2.直接显微镜检查

标本涂片,革兰氏染色后镜检,为革兰氏阴性杆菌,菌体直、较短或中等大小,单个或成对排列。

3.分离培养

标本接种于血平板和麦康凯平板,35 ℃、空气环境中孵育 24 小时后在血平板和麦康凯平板上的菌落特征见上述生物学特性。

4.鉴定

嗜麦芽窄食单胞菌在一些商业化的鉴定系统(如法国生物梅里埃 API 20 E)中可得到很好的鉴定。嗜麦芽窄食单胞菌的主要生化反应特征有:氧化酶阴性,DNA 酶(这是将本菌与其他氧化分解葡萄糖革兰氏阴性杆菌相区别的关键因素)和赖氨酸脱羧酶阳性,葡萄糖氧化分解缓慢,可快速氧化分解麦芽糖,明胶水解试验阳性,部分菌株(约占 39%)硝酸盐还原试验阳性;分解硝酸盐产氮气阴性,精氨酸双水解酶阴性,鸟氨酸脱羧酶阴性,吲哚生成阴性,一般不分解尿素。

下列特征可用来推测性地鉴定嗜麦芽窄食单胞菌:在血平板或麦康凯平板上生长良好;动力阳性(一般鞭毛数>2 个);氧化酶阴性;氧化麦芽糖产酸,但氧化葡萄糖较缓慢可产弱酸性反应；赖氨酸脱羧酶阳性、DNA 酶阳性；一些菌株产生黄色色素；对碳青霉烯类抗生素天然耐药。

(四)药物敏感性试验

本菌对大多数临床常用的抗生素如氨基糖苷类和很多 β-内酰胺类(包括对铜绿假单胞菌很有效的抗生素,如碳青霉烯类)天然耐药,主要与该菌存在一种锌离子依赖金属 β-内酰胺酶有关,但对甲氧苄啶-磺胺甲噁唑一般均敏感。可采用纸片扩散法、肉汤或琼脂稀释法及 E-试验检测其抗生素敏感性,抗生素敏感试验可选择的药物非常有限,主要有 A 组的甲氧苄啶-磺胺甲噁唑,B 组的米诺环素和左氧氟沙星。

四、产碱杆菌属

产碱杆菌属属于伯克霍尔德菌目的产碱杆菌科,在《伯杰细菌手册》原核生物分类概要中被分为 16 个种,临床常见的产碱杆菌主要有粪产碱杆菌、木糖氧化产碱杆菌、脱硝产碱杆菌,现又命名为脱硝无色杆菌和皮氏产碱杆菌。

(一)生物学特性

本菌为革兰氏阴性短杆菌,常成单、双或成链状排列,具有周鞭毛,无芽胞,多数菌株无荚膜。专性需氧,培养温度常选择 35℃,在血平板、巧克力和麦康凯平板上生长良好,在血培养系统肉汤、普通营养肉汤(如脑-心浸液)中也生长良好。在麦康凯平板上均形成不发酵乳糖菌落,粪产碱杆菌在血平板的菌落多呈羽毛状边缘,周围有绿色变色区域环绕,菌落产生特征性的、类似苹果或草莓水果样气味;皮氏产碱杆菌在血平板上不产生色素,凸起、有光泽的菌落周围由绿褐色变色区域环绕。

(二)致病物质与所致疾病

本属中临床分离最常见的是粪产碱杆菌,主要存在于土壤和水中,包括潮湿的医院环境,在很多哺乳类动物上呼吸道中也可分离出此菌。大部分感染是条件致病,主要引起医院感染,细菌主要来自污染的医疗设备或溶液,如雾化器、呼吸机和灌洗液等。其致病物质尚不清楚,血、痰、尿、脑脊液等是常见的发现该菌部位。

(三)微生物学检验

1.标本采集

根据临床疾病不同采集不同标本,如血、尿、痰、脓汁、脑脊液等。

2.直接显微镜检查

脑脊液、尿液离心取沉淀涂片，脓液和痰液可直接涂片革兰氏染色镜检，本菌为革兰氏阴性短杆菌。

3.分离培养

血液、脑脊液标本需肉汤增菌后再转种同体培养基，脓液、分泌物、尿液可直接接种于血平板和麦康凯平板。经 35 ℃空气环境培养 24 小时后，在血平板上可形成大小不等、灰白色、扁平、边缘稍薄的的湿润菌落，粪产碱杆菌有水果香味；在麦康凯上形成不发酵乳糖菌落；在液体培养基中呈均匀浑浊生长，表面形成菌膜，管底有黏性沉淀。

4.鉴定

产碱杆菌属细菌的主要生化特征是：氧化酶阳性，不分解任何糖类，葡萄糖氧化发酵培养基中产碱；本属细菌除能利用柠檬酸盐和部分菌株能还原硝酸盐外，多数生化反应为阴性。

商品化鉴定系统对本属细菌的鉴定能力有限或不确定。本属细菌与产碱假单胞菌极为相似，二者主要区别在于前者为周毛菌而后者为极端单鞭毛菌。木糖氧化产碱杆菌通过氧化葡萄糖和氧化木糖产酸而很容易和其他产碱杆菌区别。粪产碱杆菌在含碳水化合物培养基上呈强烈的产碱反应，大部分菌株形成细小、边缘不规则的菌落，同时产生特征性的水果味并使血平板呈绿色，本菌的一个重要生化特征是能还原亚硝酸盐产气而不能还原硝酸盐。依据能还原硝酸盐和能在 6.5％ NaCl 中生长可将皮氏产碱杆菌与其他产碱杆菌区别；脱硝产碱杆菌较少从临床分离到，仅该菌能还原硝酸盐为亚硝酸盐并产气。临床常见产碱杆菌的主要鉴定特征见表 4-5。

表 4-5　有医学意义的 4 种产碱杆菌的主要鉴定特征

特征	脱硝产碱杆菌 (n=4)	皮氏产碱杆菌 (n=5)	粪产碱杆菌 (n=49)	木糖氧化产碱杆菌 (n=135)
动力和周鞭毛	+	+	+	+
氧化葡萄糖产酸	−	−	−	V
氧化木糖产酸	−	−	−	+
触酶	+	+	+	+
生长：				
麦康凯琼脂	+	+	+	+
SS 琼脂	+	+	+	+

续表

特征	脱硝产碱杆菌 (n=4)	皮氏产碱杆菌 (n=5)	粪产碱杆菌 (n=49)	木糖氧化产碱杆菌 (n=135)
西蒙枸橼酸盐	+	+	+	+
尿素	−	−	−	−
硝酸盐还原	+	+	−	+
硝酸盐产气	+	−	−	V
亚硝酸盐还原	ND	−	+	ND
明胶水解 *	−	−	V	−
色素：				
不溶性	−	−	−	−
可溶性	V,黄色	−	V,黄色	−,棕色
生长：				
25 ℃	+	+	+	+
35 ℃	+	+	+	+
42 ℃				
精氨酸双水解 **	−	−	−	V

注:n 为菌株数;表中结果为孵育 2 天的结果;+,>90%菌株阳性;−,>90%菌株阴性;V,11%~89%的菌株阳性;*,明胶水解试验指的是孵育 14 天后的结果;ND,不确定或无数据获得;**,孵育 48 小时轻微生长,7 天明显生长。

(四)药物敏感性试验

目前尚无有效的药物敏感性试验用于本属细菌抗生素敏感性检验,临床治疗这类细菌感染也无限定性的指导。

第四节　厌氧性细菌检验

一、概述

厌氧性细菌是一大群专性厌氧,必须在无氧环境中才能生长的细菌。主要可分为两大类,一类是革兰氏染色阳性有芽胞的厌氧芽胞梭菌,另一类是无芽胞的革兰氏阳性及革兰氏阴性球菌与杆菌。前一类因有芽胞,抵抗力强,在自然界

（水、土等）、动物及人体肠道中广泛存在，并且能长期耐受恶劣的环境条件。一旦在适宜条件下即可出芽繁殖，产生多种外毒素，引起严重疾病。后一类则是人体的正常菌群，可与需氧菌、兼性厌氧菌共同存在于口腔、肠道、上呼吸道、泌尿生殖道等。这类无芽胞厌氧菌的致病性属条件致病性的内源性感染，在长期使用抗生素、激素、免疫抑制剂等发生菌群失调或机体免疫力衰退，或细菌进入非正常寄居部位才可致病。两类细菌都必须作厌氧培养以分离细菌，但细菌学诊断的价值却有所不同。主要厌氧菌归类如下：革兰氏阳性有芽胞杆菌、革兰氏阳性无芽胞杆菌、革兰氏阴性无芽胞杆菌、革兰氏阳性厌氧球菌、革兰氏阴性厌氧球菌。

厌氧菌的分类：厌氧性细菌是指在有氧条件下不能生长，在无氧条件下才能生长的一大群细菌。目前已知，与医学有关的无芽胞厌氧菌有 40 多个菌属，300 多个菌种和亚种；而有芽胞的厌氧菌只有梭菌属，包括 83 个种。

（一）生物学分类

据厌氧菌的生物学性状及代谢产物分析，将主要厌氧菌归类。

（二）据耐氧性分类

（1）专性厌氧菌：是指在降低氧分压的条件下才能生长的细菌，又分为极度厌氧菌（氧分压 $<0.5\%$，空气中暴露 10 分钟致死，如丁酸弧菌）和中度厌氧菌（氧分压为 $2\%\sim8\%$，空气中暴露 $60\sim90$ 分钟能生存，如大多数人类致病厌氧菌）。

（2）微需氧菌：能在含 $5\%\sim10\%CO_2$ 空气中的固体培养基表面生长的细菌，如弯曲菌属。

（3）耐氧菌：其耐氧程度刚好能在新鲜配制的固体培养基表面生长。一旦生长，暴露数小时仍不死亡，如第三梭菌、溶组织梭菌。

主要厌氧菌的分类见表 4-6。

表 4-6　主要厌氧菌的生物学分类

	种和亚种类	主要常见菌种
革兰氏阳性有芽胞杆菌梭菌属	83	破伤风梭菌、肉毒梭菌、艰难梭菌、溶组织梭菌、产气荚膜梭菌等
革兰氏阳性无芽胞杆菌		
丙酸杆菌属	8	痤疮丙酸杆菌、颗粒丙酸杆菌、贪婪丙酸杆菌、嗜淋巴丙酸杆菌

续表

	种和亚种类	主要常见菌种
优杆菌属	34	不解乳优杆菌、迟缓优杆菌、黏性优杆菌、短优杆菌等
乳酸杆菌属	51	本菌属与致病关系不大
放线菌属	12	衣氏放线菌、奈氏放线菌、溶齿放线菌、化脓放线菌等
蛛网菌属	1	丙酸蛛网菌
双歧杆菌属	24	两歧双歧杆菌、青春双歧杆菌、婴儿双歧杆菌、短双歧杆菌、长双歧杆菌等
革兰氏阴性无芽胞杆菌		
类杆菌属	18	脆弱类杆菌、多形性杆菌、普通类杆菌
普雷沃菌属	20	产黑色素普雷沃菌、中间普雷沃菌等
紫单胞菌属	12	不解糖紫单胞菌、牙髓紫单胞菌
梭杆菌属	10	具核梭杆菌、坏死梭杆菌、变形梭杆菌、死亡梭杆菌等
纤毛菌属	1	口腔纤毛菌属
沃廉菌属	2	产琥珀酸沃廉菌(来自牛瘤胃)和直线沃廉菌(来自人牙龈沟)
月形单胞菌属		生痰月形单胞菌(来自人牙龈沟)和反刍月形单胞菌(来自反刍动物瘤胃)
革兰氏阳性厌氧球菌		
消化球菌属	1	黑色消化球菌
消化链球菌	9	厌氧消化链球菌、不解糖消化链球菌、吲哚消化链球菌、大消化链球菌、天芥菜春还原消化链球菌、四联消化链球菌
厌氧性链球菌或微需氧链球菌	4	麻疹链球菌、汉孙链球菌、短小链球菌;另外,还有已属于口腔链球菌的中间型链球菌和星群链球菌
瘤胃球菌属	8	
粪球菌属	3	
八叠球菌属	2	
革兰氏阴性厌氧球菌		
韦荣菌属	7	小韦荣菌属、产碱韦荣菌
氨基酸球菌属	1	发酵氨基酸球菌
巨球菌属	1	埃氏巨球菌

厌氧菌是人体正常菌群的组成部分,在人体内主要聚居于肠道,其数量比需氧菌还多,每克粪中高达 10^{12} 个,其中最多的是类杆菌。

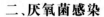

二、厌氧菌感染

(一)厌氧菌在正常人体的分布及感染类型

1.厌氧菌在正常人体的分布

厌氧菌分布广泛,土壤、沼泽、湖泊、海洋、污水、食物以及人和动物体都有它的存在。正常人的肠道、口腔、阴道等处均有大量的厌氧菌寄居,其中肠道中的厌氧菌数量是大肠埃希菌的1 000~10 000倍。此外,人体皮肤、呼吸道、泌尿道也有厌氧菌分布。正常情况下,寄居于人体的正常菌群与人体保持一种平衡状态,不致病。一旦环境或机体的改变导致了这种平衡的改变,导致厌氧菌的感染。重要的厌氧菌种类及其在正常人体的分布见表 4-7。

表 4-7　重要的厌氧菌种类及其在正常人体内的分布

厌氧菌	皮肤	上呼吸道	口腔	肠道	尿道
芽胞菌					
革兰氏阳性杆菌					
梭状芽胞杆菌属	0	0	±	++	±
无芽胞菌					
革兰氏阳性杆菌					
乳杆菌属	0	0	+	++	±
双歧杆菌属	0	0	+	++	0
优杆菌属	±	±	+	++	0
丙酸杆菌属	++	+	±	±	±
放线菌属	0	±	++	+	0
革兰氏阴性杆菌					
类杆菌属	0	+	+	+	+
梭杆菌属	0	+	++	+	+
普雷沃菌属	0	+	++	++	+
紫单胞菌属	0	+	++	++	+
革兰氏阳性球菌					
消化球菌属	+	+	++	++	±
消化链球菌属	+	+	++	++	±
革兰氏阴性球菌					
韦荣菌属	0	+	+	+	±

2.外源性感染

梭状芽胞杆菌属引起的感染,其细菌及芽胞来源于土壤、粪便和其他外界环境。

3.内源性感染

无芽胞厌氧菌大多数是人体正常菌群,属于条件致病菌,在一定条件下可引起感染,一般不在人群中传播。

(二)临床意义

由厌氧菌引起的人类感染在所有的感染性疾病中占有相当大的比例,有些部位的感染如脑脓肿、牙周脓肿和盆腔脓肿等80%以上是由厌氧菌引起的。其中部分是厌氧菌单独感染,大部分系与需氧菌混合感染。

1.厌氧菌感染的危险因素

(1)组织缺氧或氧化还原电势降低,如组织供血障碍、大面积外伤、刺伤。

(2)机体免疫功能下降,如接受免疫抑制剂治疗、抗代谢药物治疗、放射治疗、化学药物治疗的患者以及糖尿病患者、慢性肝炎患者、老年人、早产儿等均易并发厌氧菌感染。

(3)某些手术及创伤,如开放性骨折、胃肠道手术、生殖道手术以及深部刺伤等易发生厌氧菌感染。

(4)长期应用某些抗菌药物,如氨基糖苷类、头胞菌素类、四环素类等,可诱发厌氧菌感染。

(5)深部需氧菌感染,需氧菌生长可消耗环境中的氧气,为厌氧菌生长提供条件,从而导致厌氧菌合并感染。

2.厌氧菌感染的临床及细胞学指征

(1)感染组织局部产生大量气体,造成组织肿胀和坏死,皮下有捻发感,是产气荚膜梭菌所引起感染的特征。

(2)发生在口腔、肠道、鼻咽腔、阴道等处的感染,易发生厌氧感染。

(3)深部外伤如枪伤后,以及动物咬伤后的继发感染,均可能是厌氧菌感染。

(4)分泌物有恶臭或呈暗血红色,并在紫外光下发出红色荧光,均可能是厌氧菌感染。分泌物或脓肿有硫磺样颗粒,为放线菌感染。

(5)分泌物涂片经革兰氏染色,镜检发现有细菌,而培养阴性者,或在液体及半固体培养基深部生长的细菌,均可能为厌氧菌感染。

(6)长期应用氨基糖苷类抗生素无效的病例,可能是厌氧菌感染。

(7)胃肠道手术后发生的感染。

三、厌氧菌标本的采集与送检

标本采集与送检必须注意两点:标本绝对不能被正常菌群所污染;应尽量避免接触空气。

(一)采集

用于厌氧菌培养的标本不同于一般的细菌培养,多采用特殊的采集方法,如针筒抽取等,应严格无菌操作,严禁接触空气。不同部位标本采集方法也各有不同特点,具体方法见表 4-8。

表 4-8　不同部位标本采集法

标本来源	采集方法
封闭性脓肿	针管抽取
妇女生殖道	后穹隆穿刺抽取
下呼吸道分泌物	肺穿刺术
胸腔	胸腔穿刺术
窦道、子宫腔、深部创伤	用静脉注射的塑料导管穿入感染部位抽吸
组织	无菌外科切开
尿道	膀胱穿刺术

(二)送检方法与处理

采集标本须注意:不被正常菌群污染,并尽量避免接触空气。采集深部组织标本时,需用碘酒消毒皮肤用注射器抽取,穿刺针头应准确插入病变部位深部,抽取数毫升即可,抽出后可排出一滴标本于乙醇棉球上。若病灶处标本量较少,则可先用注射器吸取 1 mL 还原性溶液或还原性肉汤,然后再抽取标本。

在紧急情况下,可用棉拭子取材,并用适合的培养基转送。厌氧培养最理想的检查材料是组织标本,因厌氧菌在组织中比在渗出物中更易生长。

标本送到实验室后,应在 20~30 分钟处理完毕,至迟不超过 2 小时,以防止标本中兼性厌氧菌过度繁殖而抑制厌氧菌的生长。如不能及时接种,可将标本置室温保存(一般认为,冷藏对某些厌氧菌有害,而且在低温时氧的溶解度较高)。

1.针筒运送

一般用无菌针筒抽取标本后,排尽空气,针头插入无菌橡皮塞,以隔绝空气,立即送检。这种方法多用于液体标本的运送,如血液、脓液、胸腔积液、腹水、关节液等。

2.无菌小瓶运送

一般采用无菌的青霉素小瓶,瓶内加一定量的培养基和少量氧化还原指示剂,用橡皮盖加铝盖固定密封,排除瓶内空气,充以 CO_2 气体。同时先观察瓶内氧化还原指示剂的颜色,以判断瓶内是否为无氧环境,如合格将用无菌注射器将液体标本注入瓶中即可。

3.棉拭子运送

一般不采用棉拭子运送,如果使用该方法,一定使用特制运送培养基,确保无氧环境,确保不被污染,确保快速送检。

4.厌氧罐或厌氧袋运送

将厌氧罐或厌氧袋内装入可有效消耗氧气的物质,确保无氧环境。该方法一般用于运送较大的组织块或床边接种的培养皿等。

四、厌氧菌的分离与鉴定

(一)直接镜检(见表 4-9)

根据形态和染色性,结合标本性状与气味,初步对标本中可能有的细菌做出估计。

表 4-9　厌氧菌直接镜检初步鉴别

菌名	革兰氏染色	形态及其他特征
脆弱类杆菌	G⁻b	两端钝圆,着色深,中间色浅且不均匀,且有气泡,长短不一
产黑素普雷沃菌	G⁻b	多形性,长短不一,有浓染和空泡,无鞭毛和芽胞。标本有恶臭,琥珀味,紫外线照射发红色荧光
具核梭杆菌	G⁻b	菌体细长,两头尖,紫色颗粒,菌体长轴成双排列,标本有丁酸味
坏死梭杆菌	G⁻b	高度多形性,长短不一,菌体中部膨胀成圆球形
韦容球菌	G⁻c	极小的革兰氏阴性球菌
消化链球菌	G⁺c	革兰氏阳性成链状的小球菌
乳酸杆菌	G⁺b	细长,有时多形性,呈单、双、短链或栅状分布
痤疮丙酸杆菌	G⁺b	排列特殊呈 X、Y、V 或栅状,标本有丙酸气味
双歧杆菌	G⁺b	多形性,有分支呈 Y、V 形或栅状,标本中有醋酸气味
放线菌	G⁺b	分支呈棒状、X、Y、V 或栅状,浓汁中的黄色颗粒,有琥珀酸的气味
破伤风梭菌	G⁺b	细长,梭形或鼓槌状,有芽胞,有周鞭毛
产气荚膜梭菌	G⁺b	粗大杆菌,呈单或双排列,有芽胞,有荚膜
艰难梭菌	G⁺b	粗长杆菌,有芽胞,有鞭毛,近年来发现有荚膜

注:G⁺为革兰氏阳性;G⁻为革兰氏阴性;c为球菌;b为杆菌

(二)分离培养

主要分初代培养和次代培养两个阶段,其中初代培养相对比较困难,关键的问题就是厌氧环境和培养基的选择。初代培养的一般原则:①先将标本涂片染色直接镜检,指导培养基的选择;②尽量选用在厌氧菌中覆盖面宽的非选择性培养基;③最好多选1~2种覆盖面不同的选择性培养基;④尽量保证培养基新鲜;⑤要考虑到微需氧菌存在的可能。

1.选用适当的培养基接种

应接种固体和液体两种培养基。

(1)培养基的使用:应注意下列各点。①尽量使用新鲜培养基,2~4小时内用完;②应使用预还原培养基,预还原24~48小时更好;③可采用预还原灭菌法制作的培养基(用前于培养基中加入还原剂,如L-半胱氨酸、硫乙醇酸钠、维生素C及葡萄糖等,尽可能使预还原剂处于还原状态);④液体培养基应煮沸10分钟,以驱除溶解氧,并迅速冷却,立即接种;⑤培养厌氧菌的培养基均应营养丰富,并加有还原剂与生长刺激因子(血清、维生素K、氯化血红素、聚山梨酯-80等)。

(2)培养基的选择:初次培养一般都使用选择培养基和非选择培养基。①非选择培养基:本培养基使分离的厌氧菌不被抑制,几乎能培养出所有的厌氧菌,常使用心脑浸液琼脂(BHI)、布氏琼脂(BR)、胰豆胨肝粉琼脂(GAM)、胰胨酵母琼脂(EG)、CDC厌氧血琼脂等;②选择培养基:为有目的选择常见厌氧菌株,以便尽快确定厌氧的种类,常用的有KVIB血平板(即上述非选择培养基中加卡那霉素和万古霉素)、KVLB冻溶血平板(置-20℃,5~10分钟,以利产黑素类杆菌早期产生黑色素)、七叶苷胆汁平板(BBE,用于脆弱类杆菌)、FS培养基(梭杆菌选择培养基)、ES培养基(优杆菌选择培养基)、BS培养基(双歧杆菌选择培养基)、卵黄(EYA)及兔血平板(RBA,用于产气荚膜梭菌)、VS培养基(用于韦荣球菌)、CCFA培养基(艰难梭菌选择培养基)等。

2.接种

每份标本至少接种3个血平板,分别置于有氧、无氧及5%~10%CO_2环境中培养,以便正确地培养出病原菌,从而判断其为需氧菌、兼性厌氧菌、微需氧菌或厌氧菌中的哪一类。

3.厌氧培养法

(1)厌氧罐培养法:在严密封闭的罐子内,应用物理或化学的方法造成无氧环境进行厌氧培养。常用冷触媒法、抽气换气法、钢末法和黄磷燃烧法。

(2)气袋法:利用气体发生器产生 CO_2 和氢气,后者在触媒的作用下与罐内的氧气结合成水,从而造成无氧环境。

(3)气体喷射法:又称转管法。本法系从培养基的制备到标本的接种直至进行培养的全过程,均在 CO_2 的不断喷射下进行。本法的关键是必须有无氧 CO_2。

(4)厌氧手套箱培养法:是迄今厌氧菌培养的最佳仪器之一,该箱由手套操作箱与传递箱两部分组成,前者还附有恒温培养箱,通过厌氧手套箱可进行标本接种、培养和鉴定等全过程。

(5)其他培养法:平板焦性没食子酸法、生物耗氧法、高层琼脂培养法。

4.厌氧状态的指示

亚甲蓝和刃天青。无氧时均呈白色,有氧时亚甲蓝呈蓝色,刃天青呈粉红色。

5.分离培养厌氧菌失败的原因

培养前未直接涂片和染色镜检;标本在空气中放置太久或接种的操作时间过长;未用新鲜配制的培养基;未用选择培养基;培养基未加必要的补充物质;初代培养应用了硫乙醇酸钠;无合适的厌氧罐或厌氧装置漏气;催化剂失活;培养时间不足;厌氧菌的鉴定材料有问题。

6.鉴定试验

可根据厌氧菌的菌体形态、染色反应、菌落性状以及对某些抗生素的敏感性做出初步鉴定。最终鉴定则要进行生化反应及终末代谢产物等项检查。

(1)形态与染色:可为厌氧菌的鉴定提供参考依据。

(2)菌落性状:不同的厌氧菌其菌落形态和性质不同。梭菌的菌落特点是形状不规则的,而无芽胞厌氧菌多呈单个的圆形小菌落。色素、溶血特点以及在紫外线下产生荧光的情况也可以作为厌氧菌鉴定的参考依据。

(3)抗生素敏感性鉴定试验:常用的抗生素有卡那霉素及甲硝唑。卡那霉素可用于梭杆菌属与类杆菌属的区分,甲硝唑用于厌氧菌与非厌氧菌的区分。

(4)生化特性:主要包括多种糖发酵试验、吲哚试验、硝酸盐还原试验、触酶试验、卵磷脂酶试验、脂肪酸酶试验、蛋白溶解试验、明胶液化试验、胆汁肉汤生长试验以及硫化氢试验等。目前有多种商品化的鉴定系统可以使用。

(5)气液相色谱:可以利用该技术来分析厌氧菌的终末代谢产物,已成为鉴定厌氧菌及其分类的比较可靠的方法。

五、常见厌氧菌

(一)破伤风杆菌

1.微生物学检查

破伤风的临床表现典型,根据临床症状即可做出诊断,所以一般不做细菌学检查。①特殊需要时,可从病灶处取标本涂片,革兰氏染色镜检;②需要培养时,将标本接种疱肉培养基培养;③也可进行动物试验。

2.临床意义

本菌可引起人类破伤风,对人的致病因素主要是它产生的外毒素。细菌不入血,但在感染组织内繁殖并产生毒素,其毒素入血引起相应的临床表现,本菌产生的毒素对中枢神经系统有特殊的亲和力,主要症状为骨骼肌痉挛。

(二)产气荚膜梭菌

1.微生物学检查

(1)直接涂片镜检:在创口深部取材涂片,革兰氏染色镜检,这是极有价值的快速诊断方法。

(2)分离培养及鉴定:可取坏死组织制成悬液,接种血平板或疱肉培养基中,厌氧培养,取培养物涂片镜检,利用生化反应进行鉴定。

2.临床意义

本菌可产生外毒素及多种侵袭酶类,外毒素以 α 毒素为主,本质为卵磷脂酶;还可产生透明质酸酶、DNA 酶等。本菌主要可引起气性坏疽及食物中毒等,气性坏疽多见于战伤,也可见于工伤造成的大面积开放性骨折及软组织损伤等。患者表现为局部组织剧烈胀痛,局部严重水肿,水汽夹杂,触摸有捻发感,并产生恶臭。病变蔓延迅速,可引起毒血症、休克甚至死亡。某些 A 型菌株产生的肠毒素,可引起食物中毒,患者表现为腹痛、腹泻,1~2 天可自愈。

(三)肉毒梭菌

1.微生物学检查

(1)分离培养与鉴定:在怀疑为婴儿肉毒病的粪便中检出本菌,并证实其是否产生毒素,诊断意义较大。

(2)毒素检测:可取培养滤液或悬液上清注射小鼠腹腔,观察动物出现的中毒症状。

2.临床意义

本菌主要可引起食物中毒,属单纯性毒性中毒,并非细菌感染。临床表现与其他食物中毒不同,胃肠症状很少见,主要表现为某些部位的肌肉麻痹,重者可死于呼吸困难与衰竭。本菌还可以引起婴儿肉毒病,一岁以下婴儿肠道内缺乏拮抗肉毒梭菌的正常菌群,可因食用被肉毒梭菌芽胞污染的食品后,芽胞在盲肠部位定居,繁殖后产生毒素,引起中毒。

(四)艰难梭菌

1.微生物学检查

由于本菌的分离培养困难,所以在临床上一般不采用分离培养病原菌的方法,可通过临床表现及毒素检测来进行诊断。

2.临床意义

本菌可产生 A、B 两种毒素,毒素 A 为肠毒素,可使肠壁出现炎症,细胞浸润,肠壁通透性增加,出血及坏死。毒素 B 为细胞毒素,损害细胞骨架,致细胞固缩坏死,直接损伤肠壁细胞,因而导致腹泻及假膜形成。本菌感染与大量使用抗生素有关,如阿莫西林、头胞菌素和克林霉素等,其中以克林霉素尤为常见。艰难梭菌所致假膜性肠炎,患者表现为发热、粪便呈水样,其中可出现大量白细胞,重症患者的水样便中可出现地图样或斑片状假膜。这些症状一般可在使用有关抗生素一周后突然出现。

六、无芽胞厌氧菌

(一)主要种类及生物学性状

无芽胞厌氧菌共有 23 个属,与人类疾病相关的主要有 10 个属,见表 4-10。

表 4-10　与人类相关的主要无芽胞厌氧菌

革兰氏阴性		革兰氏阳性	
杆菌	球菌	杆菌	球菌
类杆菌属	韦荣菌属	丙酸杆菌属	消化链球菌属
普雷沃菌属		双歧杆菌属	
卟啉单胞菌属		真杆菌属	
梭杆菌属		放线菌属	

(1)革兰氏阴性厌氧杆菌有 8 个属,类杆菌属中的脆弱类杆菌最为重要。形态呈多形性,有荚膜。除类杆菌在培养基上生长迅速外,其余均生长缓慢。

(2)革兰氏阴性厌氧菌球菌有 3 个属,其中以韦荣菌属最重要。为咽喉部主要厌氧菌,但在临床厌氧菌分离标本中,分离率<1%,且为混合感染菌之一。其

他革兰氏阴性球菌极少分离到。

(3)革兰氏阳性厌氧球菌有 5 个属,其中有临床意义的是消化链球菌属,主要寄居在阴道。本菌属细菌生长缓慢,培养需 5～7 天。

(4)革兰氏阳性厌氧杆菌有 7 个属,其中以下列 3 个属为主。①丙酸杆菌属:小杆菌,无鞭毛,能在普通培养基上生长,需要 2～5 天,与人类有关的有 3 个种,以痤疮丙酸杆菌最为常见。②双歧杆菌属:呈多形性,有分支,无动力,严格厌氧,耐酸;29 个种中有 10 个种与人类有关,其中只有齿双歧杆菌与龋齿和牙周炎有关;其他种极少从临床标本中分离到。③真杆菌属:单一形态或多形态,动力不定,严格厌氧,生化反应活泼,生长缓慢,常需培养 7 天,最常见的是迟钝真杆菌。

(二)微生物学检查

从感染灶深部采取标本最好是切取感染灶组织或活检标本,立即送检。

1.直接涂片镜检

将采集的标本直接涂片染色镜检,观察细菌形态、染色及菌量,为进一步培养及初步诊断提供依据。

2.分离培养与鉴定

分离培养是鉴定无芽胞厌氧菌感染的关键步骤。标本应立即接种相应的培养基,最常用的培养基是以牛心脑浸液为基础的血平板。置 37 ℃厌氧培养 2～3 天,如无菌生长,继续培养1周。如有菌生长则进一步利用有氧和无氧环境分别传代培养,证实为专性厌氧菌后,再经生化反应进行鉴定。

(三)临床意义

无芽胞厌氧菌是一大类寄生于人体的正常菌群,引起的感染均为内源性感染,在一定的致病条件下,可引起多种人类感染。所致疾病如下。

1.败血症

败血症主要由脆弱类杆菌引起,其次为革兰氏阳性厌氧球菌。

2.中枢神经系统感染

中枢神经系统感染主要由革兰氏阴性厌氧杆菌引起,常可引起脑脓肿。

3.口腔与牙齿感染

口腔与牙齿感染主要由消化链球菌、产黑素类杆菌等引起。

4.呼吸道感染

呼吸道感染主要由普雷沃菌属、坏死梭杆菌、核梭杆菌、消化链球菌和脆弱类杆菌引起。

5.腹部和会阴部感染

腹部和会阴部感染主要由脆弱类杆菌引起。

6.女性生殖道感染

女性生殖道感染主要由消化链球菌属、普雷沃菌属和卟啉单胞菌等引起。

7.其他

无芽胞厌氧菌尚可引起皮肤和软组织感染、心内膜炎等。

第五节　需氧革兰氏阳性菌检验

需氧革兰氏阳性菌种类繁多,广泛分布于自然界的水和土壤中,多数为人和动物的正常菌群,少数细菌具有高度致病性。本节主要叙述与临床有关的较常见的芽胞杆菌属、李斯特菌属、丹毒丝菌属、加特纳菌属、棒状杆菌属和需氧放线菌。

一、芽胞杆菌属

芽胞杆菌属隶属于芽胞杆菌科,为一群革兰氏阳性杆菌,有氧条件下形成芽胞为其主要特征。包括70多个菌种,比较常见的有炭疽芽胞杆菌、蜡样芽胞杆菌、巨大芽胞杆菌、苏云金芽胞杆菌、蕈状芽胞杆菌、枯草芽胞杆菌、嗜热芽胞杆菌等。其中大部分细菌为腐生菌,广泛分布于自然环境中,一般不致病,炭疽芽胞杆菌和蜡样芽胞杆菌对人和动物具有致病性,以下主要叙述这两个菌种。

(一)炭疽芽胞杆菌

炭疽芽胞杆菌简称炭疽芽胞杆菌,是最早发现的病原菌,也是芽胞杆菌属中致病力最强的一种,引起人、兽共患的烈性传染病——炭疽。

1.生物学特性

本菌为目前发现的致病菌中最大的革兰氏阳性杆菌,大小为$(5\sim10)\mu m\times(1\sim3)\mu m$,菌体两端平齐,无鞭毛。新鲜标本直接涂片常见单个或短链状排列,经培养后形成长链,类似竹节状。芽胞多在有氧条件下形成,位于中央,小于菌体。有毒菌株具有明显的荚膜。

本菌需氧或兼性厌氧,生长条件要求不严格。普通平板上形成灰白色、扁平、干燥、粗糙型菌落,边缘不整呈卷发状,在低倍镜下观察更为明显。在血平板上 15 小时内无明显溶血,24 小时后轻度溶血,而其他需氧芽胞杆菌多数溶血明显而快速。有毒株在 $NaHCO_3$ 血平板上,经 5% CO_2 条件下培养 18~24 小时可产生荚膜,变为黏液型(M)菌落,用接种针挑取菌落可见拉丝现象,无毒株为粗糙型(R)菌落。在肉汤培养基中由于形成长链而呈絮状沉淀生长,在明胶培养基中可使表面液化成漏斗状,细菌沿穿刺线扩散生长,形成倒伞状生长区。

炭疽芽胞杆菌的抗原包括细菌性抗原和炭疽毒素两部分。细菌性抗原主要有以下几种。①菌体多糖抗原:与毒力无关,由 D-葡萄糖胺、D-半乳糖及乙酸组成;耐热耐腐败,在患病动物腐败脏器或毛皮中,长时间煮沸而不被破坏,仍能与相应抗血清发生环状沉淀反应,即 Ascoli 热沉淀试验,但该抗原特异性不高,与其他需氧芽胞杆菌、人 A 型血型抗原及 14 型肺炎链球菌的多糖抗原有交叉,故应用 Ascoli 试验时,应结合其他鉴定试验综合分析。②荚膜多肽抗原:由质粒 pXO2 编码,为 D-谷氨酸 γ 多肽,是该菌毒力因子和特异性抗原,以抗荚膜多肽血清作荚膜肿胀试验,对本菌有鉴定意义。③芽胞抗原:为特异抗原,具有免疫原性和血清学诊断价值。炭疽毒素由质粒 pXO1 编码,为外毒素复合物,由保护性抗原(protectiveantigen,PA)、致死因子(lethal factor,LF)和水肿因子(edema factor,EF)3 种蛋白质组成,其中 PA 为结合片段,能与靶组织结合固定,LF 和 EF 为毒素效应部分,只有 3 种成分结合成复合物才能发挥毒素作用,引起典型的中毒症状。

本菌芽胞的抵抗力很强,干热 140 ℃ 3 小时或高压蒸汽 121.3 ℃ 15 分钟才能杀灭。芽胞在干燥土壤或动物皮毛中可存活 60 年以上,一旦污染,可维持长时间的传染性。芽胞对化学消毒剂中的碘和氧化剂较敏感。

2.致病物质与所致疾病

炭疽是一种人畜共患病,四季均可发病,以羊、牛等食草动物发病多见。人感染主要是接触感染动物的皮毛、组织器官、排泄物等,也可以通过吸入气溶胶或食病畜肉而被感染,引起皮肤炭疽、肺炭疽和肠炭疽,以皮肤炭疽多见(约占 90%),肺炭疽较少见(5%),但致死率高达 85% 以上,这 3 型炭疽均可引起败血症,并发脑膜炎。由于该菌感染方式多样,芽胞抵抗力强,致死率高,常被恐怖分子用作生物武器威胁人类。我国于 2005 年颁布了《全国炭疽监测方案》,对生物恐怖制定了预防和应对措施。

炭疽芽胞杆菌的主要致病物质是荚膜和炭疽毒素。炭疽毒素中的 EF 使毛细血管通透性增加引起水肿,LF 引起巨噬细胞释放 TNF-α、IL-1 β 等炎症性细胞因子。炭疽毒素引起的肺部 DIC、纵隔肿胀、气道阻塞,是造成感染者死亡的主要原因。炭疽病愈后可获得持久免疫力。

3.微生物学检验

检验时必须严格按烈性传染病检验守则操作,检验材料应无害化处理。对检验人员加强预防措施,如戴防毒面具、防疫口罩,穿防生化衣,或给从业人员接种疫苗,谨防实验室感染。

标本采集:皮肤炭疽患者采取病灶深部组织或分泌物;肺炭疽患者采取痰或血液;肠炭疽患者取呕吐物或粪便;炭疽性脑膜炎取脑脊液或血液。死畜严禁宰杀、解剖,可切割耳、舌尖采集少量血液,局限病灶可采取病变组织或附近淋巴结。可疑污染物如皮革、兽毛、谷物等,固体标本取 10~20 g,液体取 50~100 mL。

直接显微镜检查:直接涂片或组织压片进行革兰氏染色,可同时做荚膜染色、荚膜肿胀试验。镜下见到革兰氏阳性杆菌,菌体两端平截,类似竹节状,结合临床可作初步报告。

分离培养:临床标本一般接种血平板,污染标本接种于含有喷他脒多黏菌素B的选择性平板。标本用 2% 兔血清肉汤增菌后再进行分离培养可提高检出率。

炭疽芽胞杆菌的主要特征:革兰氏阳性杆菌,菌体两端平齐,常链状排列;芽胞位于中央,小于菌体;菌落灰白色、干燥、粗糙,边缘不整齐;分解葡萄糖、麦芽糖、蔗糖、蕈糖,不发酵乳糖等其他糖类;能分解淀粉和乳蛋白,在牛乳中生长2~4 天后使牛乳凝固,然后缓慢融化;触酶阳性。临床常见芽胞杆菌的主要鉴定特征见表 4-11。

表 4-11 临床常见芽胞杆菌的主要鉴定特征

特性	炭疽芽胞杆菌	蜡样芽胞杆菌	枯草芽胞杆菌	苏云金芽胞杆菌	蕈状芽胞杆菌	巨大芽胞杆菌
荚膜	+	−	−	−	−	−
动力	−	+	+	+	−	+
厌氧生长	+	+	−	+	+	−
卵磷脂酶	+	+	−	+	+	−
V-P	+	+	+	+	+	−
甘露醇	−	−	−	−	−	−
青霉素抑制剂	+	−	−	−	−	−
噬菌体裂解	+	−	−	−	−	−
串珠试验	+	−	−	−	−	−

(1)串珠试验:将待检菌接种于含 0.05～0.50 U/mL 青霉素的培养基中 35 ℃培养 6 小时后,炭疽芽胞杆菌形态发生变化,菌体成为大而均匀的圆球状成串排列,为炭疽芽胞杆菌特有的现象。

(2)青霉素抑制试验:炭疽芽胞杆菌在 5 U/mL 的青霉素平板上可生长,在含≥10 U/mL的青霉素平板上受到抑制不生长。

(3)重碳酸盐毒力试验:将待检菌接种于含 0.5% $NaHCO_3$ 和 10% 马血清的平板上,置 10% CO_2 环境中 35 ℃培养 24 小时,有毒株产生荚膜,形成 M 型菌落,无毒株形成 R 型菌落。

(4)植物凝集素试验:根据炭疽芽胞杆菌菌体多糖是某些植物凝集素受体的原理,可用凝集素试验检测炭疽芽胞杆菌。常用方法有荧光标记试验、酶联免疫吸附试验。

(5)噬菌体裂解试验:取待检菌新鲜肉汤培养物涂布于普通营养平板,将 AP631 噬菌体液滴加于平板,培养 12～18 小时后,出现噬菌斑为试验阳性。炭疽芽胞杆菌为阳性结果,其他芽胞杆菌为阴性。该试验已作为国家进出口商品检验局发布的"出口畜产品中炭疽芽胞杆菌检测方法"的行业标准。

(6)核酸检测:从质粒 pXO1 中提取编码 PA 的 DNA 片段,经 PCR 扩增,制备^{32}P 标记的核酸探针,用原位杂交技术检测标本中相应基因片段,该技术特异性强,重复性好。

4.药物敏感性试验

本菌对青霉素类、磺胺类、氨基糖苷类、四环素类、环丙沙星类抗生素均敏感,大多能抑制繁殖体和芽胞。

如果菌落、细菌形态符合炭疽芽胞杆菌特点;牛乳凝固试验、青霉素抑制、噬菌体裂解试验、串珠试验均为阳性,可报告"经检验发现炭疽芽胞杆菌"。有条件时可应用 DNA 探针,其敏感性、特异性强,其他鉴定试验作为参考指标。

(二)蜡状芽胞杆菌

蜡状芽胞杆菌广泛分布于自然界的土壤、水和尘埃中,易污染米饭、淀粉、乳及乳制品、果汁等,引起食物中毒,并可导致败血症。

1.生物学特性

本菌为革兰氏阳性杆菌,为(1.0～1.2)μm×(3～5)μm 大小,菌体两端钝圆,多数呈短链状排列。生长 6 小时后即可形成芽胞,位于菌体中心,不膨出。无荚膜。引起食物中毒的菌株多数有周鞭毛,根据鞭毛抗原可进行细菌分型。

本菌需氧或兼性厌氧,营养要求不高,在普通平板上形成的菌落较大、灰白色、不透明、表面粗糙似熔蜡状,故名蜡状芽胞杆菌。在肉汤培养基中呈均匀浑浊生长,形成菌膜。在血平板上形成 β 溶血。

2.致病物质与所致疾病

蜡状芽胞杆菌主要的致病物质是肠毒素,引起的食物中毒有两种类型

(1)呕吐型:由耐热的肠毒素(分子量<5 ×10³,110 ℃、10 分钟灭活)引起,进食 1~6 小时后出现恶心、呕吐,腹泻少见,病程 10 小时左右。

(2)腹泻型:由不耐热肠毒素(分子量 55×10³~60×10³,55 ℃、5 分钟灭活)引起,进食8~16 小时后发生急性胃肠炎症状,以腹痛腹泻为主,病程为 24 小时左右。

本菌引起的食物中毒以夏秋季多见,被污染食品大多无腐败变质现象。此菌在米饭中极易繁殖,国内由此引起的食物中毒报道较多。

3.微生物学检验

(1)标本采集:可疑食物、患者粪便及呕吐物。

(2)直接显微镜检查:将采集的标本用无菌盐水制成悬液直接涂片染色镜检,观察细菌形态特征。

(3)分离培养:可用血平板、普通平板进行分离培养,根据菌落特征进一步鉴定。

(4)鉴定。蜡状芽胞杆菌的主要特征:革兰氏阳性杆菌,芽胞位于菌体中心,不膨出。菌落较大、灰白色、不透明、表面粗糙似熔蜡状;分解葡萄糖、麦芽糖、蔗糖、果糖、水杨苷,产酸不产气,V-P 试验和卵磷脂酶阳性,液化明胶,缓慢液化牛乳,多数菌株能利用枸橼酸盐。如动力阳性可排除炭疽芽胞杆菌和蕈状芽胞杆菌,卵磷脂酶阳性可与巨大芽胞杆菌鉴别。

利用 H 抗原分型血清进行分型,我国、欧美及日本等国各自研制出分型血清,尚无统一的分型标准。我国的分型血清包括 11 个型,检出的食物中毒蜡状芽胞杆菌主要为 5 型、3 型和 1 型。

4.药物敏感性试验

本菌对氯霉素、红霉素、庆大霉素敏感,对青霉素、磺胺类、呋喃类耐药。

暴露于空气中的食品一定程度上都受本菌污染,而且必须有大量细菌繁殖产生足够的毒素才能引起食物中毒,因此不能分离出蜡样芽胞杆菌就认为是食物中毒的病原菌。采集的标本除分离培养外还需要做活菌计数,一般认为活菌计数>10⁵ CFU/g 或>10⁵ CFU/mL 时有引起食物中毒的可能。

二、李斯特菌属

李斯特菌属主要包括产单核细胞李斯特菌、伊氏李斯特菌、格氏李斯特菌、斯氏李斯特菌、威氏李斯特菌等,广泛分布于水、土壤以及人和动物粪便中。对人和动物有致病性的主要是产单核细胞李斯特菌。

(一)生物学特性

产单核细胞李斯特菌为革兰氏阳性,短小,常呈 V 字形排列,很少有长链状,但 42.8 ℃培养下多形成长链;有鞭毛,在 25 ℃运动活泼,35 ℃动力缓慢;无芽胞;一般不形成荚膜,在血清葡萄糖蛋白胨水中可形成多糖荚膜。

兼性厌氧,营养要求不高,普通培基上即可生长。在血平板上形成圆形、光滑的灰白色菌落,有狭窄 β 溶血环。在肉汤培养基中浑浊生长,表面形成菌膜。在半固体培养基中沿穿刺线向四周蔓延生长,形成倒伞状。能在 4 ℃条件下生长,可进行冷增菌。

根据菌体和鞭毛抗原不同,分为 4 个血清型和多个亚型,抗原结构与毒力无关。1 型以感染噬齿动物为主,4 型以感染反刍动物为主,各型均可感染人类,以 1a、2b、4b 亚型最为多见,4b 亚型致病力最强。本菌与葡萄球菌、链球菌和大肠埃希菌等均有共同抗原,血清学诊断缺乏特异性。

本菌耐盐(200 g/L NaCl 溶液中长期存活)、耐碱(25 g/L NaOH 溶液存活 20 分钟),对酸、热及常用消毒剂敏感,60～70 ℃加热 5～20 分钟或 70％的乙醇 5 分钟都可杀灭本菌。

(二)致病物质与所致疾病

产单核细胞李斯特菌为细胞内寄生菌,常伴随 EB 病毒感染引起传染性单核细胞增多症,也可引起脑膜炎、败血症及流产,易感者为新生儿、孕妇及免疫缺陷和免疫力低下者。传染源为健康带菌者,有报道健康人粪便中该菌携带率为 0.6％～16.0％,主要以粪-口途径传播,也可经胎盘、产道垂直感染,对胎儿和新生儿有一定致死率或者神经生理上造成永久性缺陷。若污染奶、肉类等食品可引起食物中毒。与病畜接触可致眼、皮肤局部感染。本菌还可引起鱼类、鸟类、哺乳动物疾病,如牛、绵羊的脑膜炎、家畜流产。致病物质主要为溶血素 O(Listeriolysin O,LLO)和菌体表面成分如表面蛋白 P104、胞外蛋白 P60 等。细菌借助 P104、P60 黏附于宿主细胞上,LLO 与细菌进入单核-巨噬细胞内繁殖有关。

(三)微生物学检验

1.标本采集

全身感染及脑膜炎患者采取血液、脑脊液标本,局部病灶取脓性分泌物或咽拭子,新生儿可取脐带残端、羊水、外耳道分泌物、粪便、尿液等。

2.直接显微镜检查

本菌在陈旧培养物可由革兰氏阳性转为革兰氏阴性,且两端着色深容易误认为双球菌。

3.分离培养

本菌在血平板上形成狭窄 β 溶血环;在半固体培养基中 25 ℃运动活泼,形成倒立伞状生长区,35 ℃;利用其在 4 ℃下可生长的特性,将标本先置 4 ℃冷增菌后再分离培养可提高阳性率。

4.鉴定

本菌 35 ℃培养 24 小时内可发酵多种糖类,如葡萄糖、麦芽糖、果糖、蕈糖、水杨苷,产酸不产气,3～10 天分解乳糖产酸;MR、V-P、触酶、七叶苷试验阳性;硝酸盐还原、吲哚、明胶液化、脲酶阴性。产单核细胞李斯特菌主要鉴定特性见表 4-12。

表 4-12 产单核细胞李斯特菌与其他相似细菌鉴别特性

菌种	触酶	动力	胆汁七叶苷	葡萄糖	TSI 琼脂产 H_2S	溶血	硝酸盐	脲酶
产单核细胞李斯特菌	+	+	+	+	—	β	—	—
棒状杆菌属	+	—	V	V	—	V	V	V
红斑丹毒丝菌	—	—	—	—	无/α	+	—	—

注:"V"为 11％～89％的菌株阳性。

(四)药物敏感性试验

本菌对氨苄西林、链霉素、四环素、氯霉素和红霉素等多种抗生素敏感;对磺胺类、杆菌肽、羧苄西林、多黏菌素 B 耐药,首选药物为氨苄西林。

三、丹毒丝菌属

丹毒丝菌属包括红斑丹毒丝菌、产单核细胞丹毒丝菌和扁桃体丹毒丝菌,可从土壤、水和食物中分离到。代表菌种为红斑丹毒丝菌,也是本属目前发现的可感染人的致病菌。

(一)生物学特性

红斑丹毒丝菌为革兰氏阳性杆菌,单个或短链状排列,R 型菌落涂片染色镜下可见菌体呈长丝状或分枝状及出现断裂,与放线菌形态相似,无芽胞、无鞭毛也无荚膜。

本菌初次分离在含血清或葡萄糖的培养基上及 5% CO_2 环境中生长旺盛。在血琼脂平板上因菌株毒力不同可形成 S、R 两种菌落,S 菌落小、突起有光泽,R 菌落大、表面呈颗粒状。在亚碲酸钾血平板可形成黑色菌落。在液体培养基可呈微浑浊生长,底层有少量沉淀。

对湿热和常用消毒剂敏感。但对石炭酸抵抗力较强,在 5 g/L 的石炭酸中可存活 90 多天,分离本菌时可利用石炭酸处理污染标本。

(二)致病物质与所致疾病

本菌引起的疾病为一种急性传染病,主要发生于多种家畜、家禽和鱼类中,猪感染后称猪丹毒。人类多因接触患病动物及其皮革制品经皮肤伤口而被感染,发生局部红肿、疼痛,称为类丹毒,可发展为急性淋巴管炎,也可引起败血症、关节炎及心内膜炎,多发于屠宰及鱼、肉加工人员。本菌若污染奶及奶制品也可引起食物中毒。

主要致病物质为内毒素和一些酶类,如透明质酸酶使血管通透性增高,神经氨酸酶可促使 DIC 形成,导致微循环障碍,发生酸中毒、出血和休克。

(三)微生物学检验

1.标本采集

可以采取患者血液、皮疹渗出液或脓液标本进行检验。动物标本可取心血、内脏、局部组织或渗出液等。

2.直接显微镜检查

革兰氏染色时易被脱色而呈革兰氏阴性。血液或渗出液标本涂片染色镜检可见细菌多散在于血细胞之间,也有的被白细胞吞噬。

3.分离培养

用血平板进行分离培养,初次分离最好在 5% CO_2 环境中培养。血液标本采用含有葡萄糖或血清的肉汤进行增菌。

4.鉴定

红斑丹毒丝菌触酶、氧化酶、MR、V-P 反应均为阴性。48 小时内发酵葡萄糖、乳糖,6~7 天发酵麦芽糖,可液化明胶,多数菌株硫化氢阳性。主要鉴定特性及与相似细菌产单核细胞李斯特菌的鉴别。

(四)药物敏感性试验

本菌对青霉素、头胞菌素、红霉素、四环素等均敏感。

四、加特纳菌属

加特纳菌属目前只包括一个菌种,即阴道加特纳菌,为阴道正常菌群,可由于菌群失调引起细菌性阴道病。

(一)生物学特性

阴道加特纳菌为小杆菌,但具有多形态性,大小为 $0.5\ \mu m \times (1.0 \sim 2.5)\mu m$,单个或成双排列,无特殊结构。革兰氏染色与菌株和培养条件有关,临床新鲜标本分离株或高浓度血清中生长的菌株呈革兰氏阳性,实验室保存菌株为革兰氏阴性。

多数菌株为兼性厌氧,营养要求较高,普通培养基上不生长。常用血平板在 $5\%\ CO_2$ 环境中培养,形成针尖状、圆形、光滑、不透明的菌落,在人和兔血平板上出现 β 溶血环,羊血平板上不溶血。

(二)致病物质与所致疾病

阴道乳酸杆菌大量减少,阴道加特纳菌和厌氧菌过度增殖,造成阴道正常菌群微生态平衡失调,引起非特异细菌性阴道病(bacterial vaginosis,BV),为性传播疾病之一。BV 还可导致妇产科多种严重并发症如子宫术后感染、产后子宫内膜炎等,还可引起新生儿败血症。健康妇女雌激素对阴道上皮细胞糖原含量及由糖原产生的乳酸的影响是控制阴道微生态的主要因素。

(三)微生物学检验

1.标本采集

根据临床及感染部位不同采集不同标本。疑为 BV 患者主要采集阴道分泌物,疑为子宫内膜感染者刮宫取内膜细胞培养,胎内感染无菌采集羊水。

2.直接显微镜检查

阴道分泌物直接涂片,革兰氏染色可见上皮细胞(细胞质呈红色,细胞核为蓝紫色)被大量革兰氏阳性或染色不定小杆菌覆盖,导致细胞边缘不清,称为线索细胞。若涂片中以革兰氏阳性杆菌(乳酸杆菌)为主,只有少量短小杆菌则提示可能为非 BV 患者。

3.分离培养

用含 5% 人血的平板置 $5\%\ CO_2$ 环境中培养 48 小时后进一步鉴定,如不能及时鉴定,可将分离菌株混悬于兔血清中低温冻存。

4.鉴定

主要生化反应为水解马尿酸、淀粉,发酵葡萄糖、麦芽糖、蔗糖等,其他生化反应不活泼。

以革兰氏染色找到线索细胞、阴道分泌物 pH 测定及胺试验为主要鉴定依据,一般情况下不做加特纳菌的分离培养和生化反应。

(1)pH 测定:测定阴道分泌物 pH,>4.5 为可疑 BV。

(2)胺试验:阴道分泌物滴加 10% KOH,若发出腐败鱼腥样胺臭味即为阳性。

5.药物敏感性试验

所有菌株对青霉素类、万古霉素和甲硝唑敏感;对磺胺类、萘啶酸、新霉素、多黏菌素耐药。

BV 为细菌混合感染,因阴道加特纳菌为正常菌群,因此定性检出不一定就证明感染。必要时做细菌定量计数,若每毫升阴道分泌物该菌计数呈 100～1 000 倍增加,则提示可能为感染的病原菌。

五、棒状杆菌属

棒状杆菌属归属放线菌科,是一群菌体呈棒状的革兰氏阳性杆菌,包括的细菌种类繁多,主要有白喉棒状杆菌、假白喉棒状杆菌、干燥棒状杆菌、假结核棒状杆菌、溶血棒状杆菌、化脓棒状杆菌等。引起人类疾病的主要是白喉棒状杆菌,其他的多数为条件致病菌,形态与白喉棒状杆菌相似,统称类白喉棒状杆菌。

(一)生物学特性

白喉棒状杆菌简称白喉杆菌,为革兰氏阳性细长微弯的杆菌,一端或两端膨大呈棒状,无特殊结构。细菌排列不规则,多呈 X、L、V 等形,是由于繁殖时菌体分裂方式不同所致。用亚甲蓝、Albert 法、Neisser 法等染色可显示菌体内有浓染的异染颗粒,排列成念珠状或位于菌体两端,也称为极体,为本菌的形态鉴别特征。

需氧或兼性厌氧,营养要求高,在含有血液、血清、鸡蛋的培养基上生长。在血平板上 35 ℃培养 24 小时后形成灰白色、不透明的 S 型菌落,有狭窄的 β 溶血环。在吕氏血清斜面上生长较快,10～12 小时即形成灰白色、有光泽的菌苔,镜下形态典型,异染颗粒明显。亚碲酸钾能抑制杂菌生长,因此亚碲酸钾血平板通常用于白喉棒状杆菌的初次分离培养,亚碲酸盐离子能透过细胞膜进入白喉棒状杆菌细胞质中,还原为金属碲而沉淀,使菌落呈黑色。白喉棒状杆菌根据在亚碲酸钾血平板上生长的菌落特点分为 3 型:重型、轻型、中间型。该型别分类与疾病轻重无明显关系,也无特殊意义。

细菌表面具有 K 抗原,为不耐热、不耐碱的蛋白质,可激发宿主产生抗菌免疫和超敏反应。细胞壁具有耐热抗原,为阿拉伯半乳糖,是寄生于人和动物的棒状杆菌的共同抗原,与分枝杆菌和诺卡菌属有交叉。

本菌对干燥、寒冷、日光等因素较其他无芽胞菌强,对湿热和常用消毒剂敏感。

(二)致病物质与所致疾病

白喉棒状杆菌所致的疾病白喉为急性呼吸道传染病,传染源为患者和带菌者,通过飞沫或污染的物品传播。在患者咽喉部及鼻腔黏膜该菌几乎呈纯培养状态。细菌在黏膜局部定殖并产生外毒素,引起局部炎症和毒血症,黏膜上皮细胞渗出的纤维蛋白和局部细菌、炎症细胞、坏死组织凝结在一起形成灰白色膜,称为假膜,不易拭去。若假膜延伸并脱落于气管,可致患者窒息,成为早期致死的主要原因。此外,在阴道、眼结膜、表浅创伤部位也可见到假膜。

主要致病物质是由白喉棒状杆菌产生的外毒素——白喉毒素,但是并非所有的菌株都能产生,只有携带有产毒素基因(tox+)β-棒状噬菌体(corynephage β)的溶源性菌株才能产生该毒素。白喉毒素是由二硫键连接的单条多肽链,为无活性的酶原,经酶蛋白降解为 A、B 两个多肽片段后发挥生物活性,A 片段不能单独侵入细胞但有酶活性,B 片段可与易感细胞膜受体结合,携带 A 片段转运入胞质内。白喉毒素常见的易感细胞有心肌、外周神经、肝、肾、肾上腺等组织,使细胞蛋白质合成障碍,因此临床常有心肌炎和软腭麻痹症状及肝、肾等严重病变。

类白喉杆菌通常分布于人和动物鼻腔、咽喉、外耳道、外阴和皮肤,一般无致病性或与其他细菌一起引起混合感染。近年来,由于大量使用免疫抑制剂和不适当使用抗生素,尤其介入性诊疗手段的广泛应用,这些条件致病菌导致的医院内感染病例增多,如菌血症、心内膜炎、骨髓炎等。

(三)微生物学检验

1.标本采集

从疑似假膜的边缘采集分泌物,未见假膜者采集鼻咽部或扁桃体黏膜分泌物。

2.直接显微镜检查

将标本直接涂片,分别做革兰氏染色和异染颗粒染色,镜检发现革兰氏阳性棒状杆菌,形态典型且有明显异染颗粒,可作初步报告,为临床早期诊断提供依据。

3.分离培养

标本分离可用亚碲酸钾血平板,纯培养用吕氏血清斜面。

4.鉴定

白喉棒状杆菌触酶阳性;分解葡萄糖、麦芽糖、半乳糖、糊精,不分解乳糖、甘露醇,重型迟缓分解蔗糖,还原硝酸盐,不液化明胶,吲哚和脲酶试验阴性。已有商品化的试剂盒用于棒状杆菌属的鉴定如 API 快速棒状杆菌试剂条、Minitek 系统等。

白喉棒状杆菌包括无毒株和有毒株,需要通过毒力试验鉴定白喉杆菌的致病菌株,应用白喉抗毒素检测白喉杆菌毒素,确定产毒株,常用方法有 ELISA 和 Elek 平板毒力试验。

(四)药物敏感性试验

本菌对青霉素、红霉素、氯霉素等广谱抗生素敏感,但对磺胺类耐药。

经革兰氏染色和异染颗粒染色,形态典型有明显异染颗粒者可作出"检出形似白喉棒状杆菌"的初步报告。经亚碲酸钾血平板分离到黑色菌落,毒力试验阳性者,可报告"检出白喉棒状杆菌产毒菌株"。

六、需氧放线菌

放线菌是一类原核细胞型微生物,以分裂方式繁殖,常形成分枝状无隔营养菌丝。与医学有关的放线菌可按照细胞壁中是否含有分枝菌酸分为两类:不含分枝菌酸的主要包括放线菌属、链霉菌属和红球菌属;含有分枝菌酸的主要包括诺卡菌属、分枝杆菌属、棒状杆菌属。链霉菌属和红球菌属较少引起人类感染,放线菌属为厌氧菌,分枝杆菌属、棒状杆菌属见相关章节,以下主要介绍需氧性放线菌——诺卡菌属。

诺卡菌属目前包括 11 个种,广泛分布于土壤中,多数为腐生微生物,分解有机植物,有些可产生利福霉素、蚁毒素等,与人和动物致病性有关的主要是星状诺卡菌和巴西诺卡菌。

(一)生物学特性

诺卡菌为革兰氏阳性杆菌,有细长的分枝菌丝。形态基本与放线菌属相似,但菌丝末端不膨大。抗酸染色弱阳性,若延长脱色时间则失去抗酸性,可与结核分枝杆菌相区别。在培养早期分枝状菌丝较少,多为球状或杆状菌体;如培养时间较长可见有丰富的菌丝形成,丝体呈粗细不等的串珠状。在患者痰、脓汁、脑脊液等直接涂片中多见纤细的分枝状菌丝。

诺卡菌为专性需氧菌,营养要求不高但繁殖速度较慢,在普通平板或 L-J、沙氏平板上 35 ℃下培养 5～7 天才可见到菌落,菌落表面干燥、有皱褶或呈颗粒状,可产生橙红、黄色、绿色等不同色素。在液体培养基中,由于需氧可在表面生成菌膜,下部液体澄清。

(二)致病物质与所致疾病

诺卡菌属的细菌多引起外源性感染,有毒株为兼性胞内寄生菌,可抑制吞噬体和溶酶体融合,抗吞噬细胞的有氧杀菌机制。星状诺卡菌主要通过呼吸道引起人的原发性、化脓性肺部感染,症状类似肺结核,也可经肺部转移到皮下组织,产生脓肿及多发性瘘管,或扩散到其他脏器,如引起脑脓肿、腹膜炎等。在感染的组织及脓汁内有淡黄色、红色或黑色的色素颗粒。巴西诺卡菌可因外伤侵入皮下组织,引起慢性化脓性肉芽肿,表现为脓肿及多发性瘘管,好发于足、腿部,称为足分枝菌病,本病也可以由某些真菌及马杜拉放线菌引起。

(三)微生物学检验

1.标本采集

采集组织渗出液、痰、脓液等,注意观察有无色素颗粒。

2.直接显微镜检查

如标本中有色素颗粒,取其置玻片上压碎进行革兰氏染色和抗酸染色,镜检可见革兰氏阳性(有时染色性不定)纤细的菌丝体和长杆菌,抗酸染色弱抗酸性,可初步确定为诺卡菌。但在脑脊液或痰中发现抗酸性的长杆菌,注意与结核分枝杆菌相鉴别。

3.分离培养

标本可接种于沙氏平板和血平板,35 ℃培养 2～4 大后可见有黄、橙或红色的菌落。星状诺卡菌最高生长温度可达 45 ℃,可用于鉴别本菌。

4.鉴定

除菌落、菌体形态鉴定外,星状诺卡菌和巴西诺卡菌主要鉴别特性见表 4-13。

表 4-13 两种诺卡菌主要鉴别特性

菌种	液化明胶	分解酪氨酸	脓化牛乳	45 ℃生长
星状诺卡菌	−	−	−	+
巴西诺卡菌	+	+	+	−

(四)药物敏感性试验

本菌属细菌对磺胺类药物敏感,对青霉素耐药。

第五章 真菌学检验

第一节 酵母样真菌检验

一、念珠菌属

(一)分类

假丝酵母（又称念珠菌）属于半知菌亚门、芽胞菌纲、隐球酵母目、隐球酵母科。本菌属有 81 个种,其中 11 种对人致病,如白念珠菌、热带念珠菌、克柔念珠菌、光滑念珠菌、近平滑念珠菌、葡萄牙念珠菌、都柏林念珠菌等。

(二)生物学特性

白念珠菌呈圆形或卵圆形,直径为 $3\sim6~\mu m$,革兰氏染色阳性,但着色不均匀。以出芽方式繁殖,形成的芽生胞子可伸长成芽管,不与母细胞脱离而发育成假菌丝。在病灶中常见长短不一、不分枝的假菌丝。白念珠菌在普通琼脂、血琼脂和沙保弱(sabouraud agar,SDA)培养基生长均良好。需氧,29 ℃或 35 ℃培养 2～3 天即可形成表面光滑、灰白色或奶油色的典型酵母样菌落。在玉米-吐温 80 培养基上可形成假菌丝和厚膜胞子。白念珠菌在含有 0.05% 氯化三苯基四氮唑(triphenyltetra zolium chloride,TZC)的培养基上,29 ℃培养 48 小时,培养基不变色,而其他念珠菌可使培养基变为红色,热带念珠菌最为明显,呈深红色或紫色。将白念珠菌置于动物或人血清中,37 ℃孵育 1～3 小时,白念珠菌可由胞子长出短小的芽管。因其他念珠菌一般不形成芽管,故常以此试验与之鉴别。热带念珠菌菌体卵圆形,可见芽生胞子及假菌丝,菌丝上芽生胞子可产生分支或呈短链状。在 SDA 培养基上形成米色或灰色的酵母样菌落,有时表面有皱褶。克柔念珠菌在 SDA 培养基上生长 48～72 小时后呈柔软、灰黄色,在

CHROMagar 显色培养基上菌落呈粉红色或淡紫色。光滑念珠菌在 SDA 培养基上培养 48～72 小时形成奶油色乳酪样菌落,在 CHROMagar 显色培养基上形成较大、紫红色菌落形态。

(三)致病性

念珠菌几乎可以引起人体任何器官或系统感染,分为浅部和深部感染。白念珠菌是临床常见的致病念珠菌,但是近几年非白念珠菌如近平滑念珠菌、热带念珠菌、光滑念珠菌等引起的感染逐渐增多。

白念珠菌最重要的毒力因素就是对机体上皮细胞的黏附和随后形成的假菌丝,以及产生的胞外蛋白酶。可侵犯人体许多部位如皮肤、黏膜、肠道、肺、肾、脑等,严重时可引起全身感染。常见白念珠菌感染:①皮肤念珠菌病,好发于皮肤潮湿、皱褶处;②黏膜念珠菌病,以鹅口疮、口角炎、外阴及阴道炎最多见;③内脏念珠菌病,热带念珠菌可引起皮肤、黏膜和内脏念珠菌病。近平滑念珠菌容易在静脉插管、肠外营养液等中定植,引起导管相关性感染、全身性感染等。

(四)实验室检查

1.标本采集

采集分泌物、尿液、血液或脑脊液等标本。

2.显微镜检查

取标本直接涂片、革兰氏染色,镜下可见革兰氏染色阳性、着色不均匀的圆形或卵圆形体以及芽生胞子和假菌丝,是念珠菌感染诊断的重要证据。

3.分离培养

将标本接种在 SDA 上,29 ℃或 35 ℃培养 1～4 天后,培养基表面可出现酵母样菌落。

4.鉴定

念珠菌的共同特征:芽生胞子、假菌丝和酵母样菌落。鉴定白念珠菌除必须具备以上特征外,还应有以下特征:体外血清中形成芽管,玉米培养中产生厚膜胞子,在含 TZC 的培养基中生长不使培养基变色。另外,根据念珠菌对糖类的发酵和同化能力的不同可以进行种间鉴别。目前临床用商品化的显色培养基,如科玛嘉念珠菌显色培养基,可快速鉴定白念珠菌和其他念珠菌。将念珠菌接种于显色培养基上,30 ℃培养 48～72 小时后根据菌落颜色即可鉴别。

5.血清学检测

用特异性抗体血清或单克隆抗体进行玻片凝集试验可以鉴别念珠菌。目前已有成品试剂盒,如白念珠菌 IgM、IgG 抗体检测试剂盒(ELISA)。

6.核酸检测

通过 PCR 扩增念珠菌特异性 DNA 片段后以分子探针检测,具有良好的敏感性和特异性。

7.生化反应鉴定

目前有试剂盒如 API 20C 可以通过生化反应进行酵母菌的鉴定,能够鉴定常见的酵母菌。另外,目前有自动化鉴定卡 Vitek YST 可以鉴定临床常见致病菌。

8.药敏试验

目前在临床上常选择的药敏试验方法包括 ATB Fungus 3 等。

(五)检验结果解释和应用

念珠菌几乎可以引起人体任何器官或系统感染,念珠菌病可发生于表皮和局部,也可以发生于深层和具有播散性。白念珠菌是临床常见的致病性念珠菌,广泛分布于自然界,是正常体表、上呼吸道、胃肠道及阴道的定植菌之一,机体免疫力下降时可引起皮肤、黏膜、内脏及中枢感染等。无菌部位分离的念珠菌有较明确的意义。留置静脉插管是引起念珠菌血流感染的常见原因,若累及多个器官则引起播散性感染。痰液中分离的念珠菌多数为定植菌,不能单凭痰念珠菌培养阳性作为抗真菌治疗的指征,因此对于痰培养阳性的患者,应评估危险因素,结合有无临床表现,决定是否抗真菌治疗。念珠菌肺炎的诊断需依据组织学的检查。念珠菌尿与患严重基础疾病、患泌尿系统疾病、使用尿道插管、女性、入住 ICU 病房等相关,以白念珠菌为主,临床上发现念珠菌菌尿后是否治疗、何时治疗及疗程仍不明确,经典诊断依赖于脓尿和尿中念珠菌的高计数,若无症状常不需治疗。白念珠菌是引起免疫低下患者鹅口疮的病原体,有肉眼可见的白膜即可诊断。念珠菌是引起女性阴道炎最常见的病原体之一,若排除其他病原体感染,分泌物增多伴典型的豆腐渣样白色小块,即可诊断念珠菌性阴道炎。粪便中培养出念珠菌一般认为是定植菌。

1.耐药性

不同的念珠菌对不同药物的敏感性存在较大差异。白念珠菌、近平滑念珠菌和热带念珠菌对伏立康唑和氟康唑较敏感,而光滑念珠菌对氟康唑耐药率较高。克柔念珠菌对氟康唑天然耐药,对两性霉素 B 敏感度降低。皱褶念珠菌普遍对多烯类耐药,但对新的三唑类抗真菌药物和卡泊芬净敏感。伏立康唑和棘白菌素类对侵袭性念珠菌分离株的体外抗菌活性仍然很好。白念珠菌、热带念珠菌、光滑念珠菌、克柔念珠菌和乳酒念珠菌对所有棘白菌素类药物敏感性高，而近平滑念珠菌、季也蒙念珠菌、葡萄牙念珠菌和无名念珠菌对棘白菌素类药物敏感性减低。热带念珠菌对唑类的交叉耐药性较其他几种念珠菌要高。葡萄牙念珠菌通常对两性霉素 B 耐药。

2.常用药物

(1)治疗轻至中度念珠菌血流感染时，首选氟康唑或卡泊芬净或米卡芬净，次选两性霉素 B 或伏立康唑。

(2)治疗中度至重度血流感染时，首选卡泊芬净或米卡芬净，次选两性霉素 B、脂质体两性霉素 B、两性霉素 B 脂质复合物或伏立康唑。

(3)治疗念珠菌食管炎时，首选卡泊芬净或米卡芬净，次选伊曲康唑或伏立康唑。

(4)治疗外阴阴道炎时，首选制霉菌素（局部用药）或氟康唑（全身用药），次选伊曲康唑或酮康唑。

(5)治疗泌尿系统感染时，有症状者首选氟康唑，次选两性霉素 B±氟胞嘧啶。

(6)治疗眼内炎时，首选两性霉素 B±氟胞嘧啶或氟康唑，次选两性霉素 B 脂质体、两性霉素 B 脂质复合物或伏立康唑。

(7)治疗感染性心内膜炎时，首选卡泊芬净、两性霉素 B±氟胞嘧啶，次选米卡芬净。

(8)治疗腹膜炎时，首选氟康唑、卡泊芬净或米卡芬净，次选两性霉素 B。

(9)治疗脑膜炎时，首选两性霉素 B 脂质体＋氟胞嘧啶，次选氟康唑。

二、隐球菌属

(一)分类

隐球菌属致病菌属包括 17 个种和 8 个变种，其中对人致病的主要是新型隐球菌。根据新型隐球菌多糖成分和生化方面的差异，将新型隐球菌分为 3 个变种，新型隐球菌新生变种，格特变种和格鲁比变种。已报道可引起人类疾病的还有浅黄隐球菌、浅白隐球菌和罗伦隐球菌等。

(二)生物学特性

新型隐球菌在组织中呈圆形或卵圆形，直径一般为 $4\sim6~\mu m$，菌体外有宽厚荚膜，荚膜比菌体大 $1\sim3$ 倍，折光性强，一般染色法不易着色而难以发现故得名。新型隐球菌在室温或 37 ℃时易在各种培养基上生长，在 SDA 上数天内即

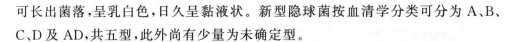

可长出菌落,呈乳白色,日久呈黏液状。新型隐球菌按血清学分类可分为 A、B、C、D 及 AD,共五型,此外尚有少量为未确定型。

(三)致病性

新型隐球菌广泛分布于世界各地,且几乎所有的艾滋病患者并发的隐球菌感染都是由该变种引起。格特变种主要分布于热带、亚热带地区,尽管该地区艾滋病发病率非常高,但很少见艾滋病伴发的隐球菌病是由该变种引起。我国有 A、B、D 及 AD 型存在,以 A 型最多见。鸽粪被认为是最重要的传染源,还有马、奶牛、狗、猫、山羚羊、猪等也被报道曾分离出本菌。本菌属外源性感染,经呼吸道侵入人体,由肺经血行播散时可侵犯所有的脏器组织,主要侵犯肺、脑及脑膜,也可侵犯皮肤、骨和关节,但以侵犯中枢神经系统最常见,约占隐球菌感染的80%。健康人对该菌具有有效的免疫能力。新型隐球菌病好发于细胞免疫功能低下者,如获得性免疫缺陷综合征、恶性肿瘤、糖尿病、器官移植及大剂量使用糖皮质激素者。因此,临床上隐球菌性脑膜炎常发生在系统性红斑狼疮、白血病、淋巴瘤等患者。近 20 年来,隐球菌的发病率不断升高。

(四)实验室检查

1.标本采集

临床常采集的标本为脑脊液、痰液、骨髓等。

2.显微镜检查

用患者脑脊液做墨汁负染色检查,可见透亮菌体,内有一个较大的反光颗粒和数个小的反光颗粒及出芽现象,菌体外有透亮的宽厚荚膜。若脑脊液直接制片未发现菌体,可离心沉淀后重复检查。该方法是诊断隐球菌脑膜炎最简单和快速的方法。常规染色可发现隐球菌,PAS 染色后新型隐球菌呈红色。用氢氧化钾涂片可看见发芽的菌体,不能看见荚膜,需与淋巴细胞、脓细胞等鉴别。支气管肺泡灌洗液墨汁染色偶能发现隐球菌。

3.分离培养

脑脊液标本、外周血等无菌体液标本建议接种添加 10% 羊血的脑心浸液;呼吸道标本、便标本等建议接种 SDA。置 25 ℃ 和 37 ℃ 培养,病原性隐球菌均可生长,而非病原性隐球菌在 37 ℃ 时不生长。培养 2~5 天后形成酵母型菌落。

4.鉴定

新型隐球菌主要特征为初代培养菌落墨汁负染色可见到荚膜,比标本直接镜检荚膜窄,经多次传代后荚膜可消失。37 ℃ 培养生长良好,呈酵母型菌落,脲酶试验阳性,能同化葡萄糖和麦芽糖但不能发酵,同化肌酐。

酚氧化酶试验:酚氧化酶是含铜的末端氧化酶,能催化单酚羟化为二酚,进一步将其氧化成醌,而醌在非酶促条件下自氧化生成黑色素。酚氧化酶是新型隐球菌所特有的酶。依据酚氧化酶试验可将新型隐球菌区别于其他隐球菌。

将新型隐球菌接种于 L-多巴枸橼酸铁和咖啡酸培养基中,经培养 2～5 天后新型隐球菌形成棕黑色菌落,但目前实验室使用较少。

5.血清学检测

利用单克隆抗体,直接或通过乳胶凝集试验、ELISA 等免疫学方法检测新型隐球菌荚膜多糖特异性抗原,已成为临床的常规诊断方法,其中以乳胶凝集试验最为常用。隐球菌抗原检测具有辅助诊断和判断预后的价值。该方法检测隐球菌感染的特异性和敏感性能够达到 90% 以上。巴西副球胞子菌的抗原浓度 >0.1 mg/mL 时存在交叉反应,会造成假阳性。也有文献报道毛胞子菌和结核分枝杆菌感染患者可出现假阳性。乳胶凝集法隐球菌抗原高浓度会出现前带效应,造成弱阳性或假阴性结果。根据临床症状高度怀疑隐球菌病,可以将标本稀释后进行检测。乳胶凝集法血清或脑脊液滴度为 1∶2 或 1∶4 的阳性反应结果,怀疑隐球菌感染;滴度≥1∶8 则认为患有隐球菌病。

6.核酸检测

核酸检测为诊断隐球菌提供了新的有效方法。临床标本可用痰液、支气管吸出物等,核酸检测方法有探针杂交法、PCR 扩增法。

7.手工或自动化鉴定

如 API 20C、Vitek YST 卡、质谱技术等。

8.药敏试验

临床上多采用 ATB Fungus 3、Etest 条进行新型隐球菌药物敏感性的测定。

(五)检验结果解释和应用

新型隐球菌广泛分布于自然界,在鸽粪中大量存在,也可以存在于人体表、口腔或肠道中。对人类而言,通常是条件致病菌,对于临床上出现中枢感染的症状、体征、脑脊液压力明显升高及糖含量明显下降的患者,应高度怀疑隐球菌脑膜炎的可能,尤其对具有免疫功能低下者、有养鸽或鸽粪接触史者等。2/3 以上的隐球菌病病例存在中枢神经系统感染,如隐球菌性脑膜炎、脑膜脑炎、脑脓肿或脑和脊髓的肉芽肿,以脑膜炎最为多见,本病起病常隐匿,表现为慢性或亚急性过程,起病前可有上呼吸道感染或肺部感染史。实验室检查具有重要意义,包括涂片镜检、培养、隐球菌抗原和病理检测等。脑脊液新型隐球菌抗原阳性、墨汁镜检看到荚膜菌体或培养分离出菌体,均为中枢神经系统隐球菌感染的确诊证据。血清新型隐球菌抗原阳性要高度怀疑呼吸系统、中枢神经系统感染可能;肿瘤、系统性红斑狼疮、结节病、风湿因子阳性可导致假阳性,但需排除感染后方考虑假阳性可能。呼吸道分泌物培养阳性,要仔细对呼吸系统状态进行评估,只有充分证据显示没有感染,才能视作定植。

隐球菌对棘白菌素类药物天然耐药。目前,被临床公认的、可用于治疗隐球菌病的药物为两性霉素 B、5-氟胞嘧啶和氟康唑。

1.免疫健全宿主

(1)轻症局限性肺隐球菌:治疗药物首选氟康唑,疗程为 8 周至 6 个月;次选伊曲康唑,疗程6 个月。

(2)中枢神经系统或播散性隐球菌病:治疗药物首选两性霉素 B±氟胞嘧啶,2 周后改为氟康唑或伊曲康唑,疗程 10 周;次选两性霉素 B±氟胞嘧啶,疗程为 6～10 周。

2.免疫抑制宿主

(1)培养阳性、无/轻度症状肺隐球菌病:治疗药物选择氟康唑或伊曲康唑,疗程 6～12 个月,随后转为二级预防。

(2)中枢神经系统或播散性隐球菌病:治疗药物首选两性霉素 B±氟胞嘧啶,2 周后改为氟康唑或伊曲康唑,疗程为 8 周,随后维持;次选两性霉素 B±氟胞嘧啶,疗程为 6～8 周,随后维持;或两性霉素 B 脂质剂型,疗程为 6～10 周,随后维持。

(3)中枢神经系统或播散性隐球菌病维持治疗:治疗药物首选氟康唑,次选伊曲康唑。

三、毛胞子菌属

(一)分类

毛胞子菌属分为阿萨希毛胞子菌、白吉利毛胞子菌、皮肤毛胞子菌、倒卵状毛胞子菌、皮瘤毛胞子菌等。

(二)致病性

常见的是侵犯毛发和须部的毛结节菌病,由白吉利毛胞子菌引起。华生等人是首例播散性毛胞子菌感染的报道者,该例患者患有支气管肿瘤且伴有脑转移。此后又有数十例报道,这些病例均系在原发病基础上的继发感染,且绝大多数被感染致死。近来发现大多是由阿萨希毛胞子菌感染引起。可有皮肤感染、肺部感染和播散性感染。

毛胞子菌属可引起毛发、指甲、皮肤以及系统感染，统称毛胞子菌病。临床较常见的有白毛结节和系统性毛胞子菌病。近来发现阿萨希毛胞子菌是皮肤、呼吸道和胃肠道的免疫受损患者和新生儿的条件致病菌。播散性感染和系统性念珠菌病有着同样的传播途径，且病死率高。它可以被常规培养出来，但应与其他的酵母菌相鉴别。

1.毛结节菌病

毛结节菌病多发生于毛发，毛干上附有白色或灰白色针尖大小至小米粒大的结节，中等硬度，易于从毛干上刮下，镜下检查为真菌菌丝和胞子。此外，胡须、腋毛、阴毛等处也可发生结节。

2.系统性毛胞子菌病

系统性毛胞子菌病多发生于原有基础疾病，如恶性肿瘤尤其是血液病、各种原因导致的白细胞减少症等。有时虽无免疫缺陷，但手术后可发病，如心瓣膜置换术、静脉导管、内镜等。可有持续发热，侵犯最多的部位是血液循环和肾，其次是肺、胃肠道、皮肤、肝脾等，导致相关器官的损害。皮损好发于头面部、躯干部、前臂等，常对称分布，多为紫癜性丘疹、结节，中心发生坏死、溃疡、结痂。皮损真菌培养 90% 为阳性。在中性粒细胞减少的患者，可从皮肤和血液中分离到毛胞子菌。

(三)实验室检查

1.标本采集

临床常采集的标本为血液、脑脊液、骨髓、瓣膜组织、皮肤软组织等。

2.直接显微镜检查

镜下可见关节胞子、真假菌丝、芽生胞子。

3.分离培养

标本接种于 SDA，27 ℃培养后菌落呈奶油色，湿润或干燥，有时呈脑回状，表面附有粉末状物。

4.鉴定

糖发酵阴性，重氮蓝 B 阳性，水解尿素。毛胞子菌有芽胞，地霉没有芽生胞子；两者都有关节胞子及有隔菌丝，地霉从关节角部发芽；毛胞子菌属尿素阳性，而地霉菌属尿素阴性。属内鉴别需用 API 20C 进行。

(1)阿萨希毛胞子菌：此菌新近从白吉利毛胞子菌分出来，新版 API 20C 可鉴定出此菌。①菌落特征：中等速度扩展生长，干燥，有时脓液样，表面呈粉状，边缘有宽而深的裂隙;②显微镜检查:出芽细胞,无侧生分生胞子,关节胞子呈桶状,无附着胞。

(2)皮肤毛孢子菌:①菌落特征,SDA 上中等速度扩展生长,培养 10 天后菌落呈奶酪样、圆形、脑回状、闪光,表面无粉状物,老后边缘有裂隙;②显微镜检查,芽生细胞很多,反复接种菌丝增多,关节胞子柱状至椭圆形。

(3)倒卵状毛孢子菌:①菌落特征,菌落限制性生长,白色,有粉状物,中央有皱褶,边缘平坦;②显微镜检查,芽生细胞,无侧生分生胞子,玻片培养可见附着胞。

(4)皮瘤毛孢子菌:①菌落特征,SDA 上室温培养 10 天后菌落呈奶白色、圆形,脑回状较小;②显微镜检查,芽胞、关节胞子及真假菌丝;③核酸检测,rRNA 基因测序发现腐质隐球菌,在 CMA 上生长关节胞子,经过分子生物学鉴定是两个毛孢子菌菌种,一个是真皮毛孢子菌(*T.dermatis*),一个是 *T.debeurmannianum*。

(四)检验结果解释和应用

毛孢子菌广泛分布于世界各地,也是皮肤正常菌丛之一。毛孢子菌属可引起毛发、指甲、皮肤以及系统感染,统称为毛孢子菌病。毛孢子菌感染多见于白血病患者;亦可见于免疫功能低下的多发性骨髓瘤、再生障碍性贫血、淋巴瘤、器官移植及获得性免疫缺陷综合征患者;它还可见于非免疫功能低下的白内障摘除术者、人工心脏瓣膜、静脉药瘾、长期腹膜透析及外用激素治疗的患者。

对于毛孢子菌临床实验室一般不需要进行药敏试验,确证为毛孢子菌感染可选择伏立康唑、多烯类抗真菌药物进行治疗,棘白菌素类对其无活性。

四、红酵母属

(一)分类

红酵母属属于撕裂胞子真菌,隐球酵母科,在生理学和形态学上与隐球菌属有许多相似点。广泛存在于自然界中,常见的种为黏红酵母、小红酵母和深红酵母。

(二)致病性

该属细菌通常可从土壤、空气、水中分离到,是潮湿皮肤上的正常定植菌,因此可以从浴室的窗帘、浴缸、牙刷等潮湿的环境中分离到。有时能从阴道脓肿、皮肤及粪便中分离获得。

由红酵母属导致的人类感染非常罕见，虽然也有关于其他种导致人类感染的报道，但只有深红酵母被肯定地认为能感染人类。有报道显示能引起红酵母脓毒症、心内膜炎、脑膜炎和脑室炎、腹膜透析性腹膜炎、中心静脉插管引发的脓毒症、系统性感染。当医院的仪器，如用来清洗支气管镜的毛刷被污染时，可能在院内引起小的暴发流行。红酵母脓毒症是最常见的感染，它主要见于患有癌症、细菌性心内膜炎或其他消耗性疾病，且这些患者正在接受癌症化疗或通过导管留置控制感染症状，其最主要来源是导管污染或静脉高营养。最常见的临床症状是发热，但有些患者可表现为中毒性休克，这些患者的血培养往往呈阳性，一旦感染源（例如滞留的导管）去除，症状应会消失且血培养转阴。

（三）实验室检查

1.标本采集

根据患者临床表现、感染部位，采集标本。标本应于采集后 2 小时内送达实验室，若不能在 2 小时内送达，应于 4 ℃保存。

2.直接镜检

由于红酵母常为污染菌，偶见少数芽生胞子，不好判定，除非有大量酵母菌芽生胞子，结合培养，才能判定。黏红酵母细胞与胶红酵母的主要区别为前者硝酸盐阴性，后者阳性。

3.分离培养

在 SDA 培养基上中等速度生长，菌落呈红色或粉红色，黏红酵母菌落呈珊瑚红到粉红色或橙红色，表面亮而光滑，但有时表面呈网状，多皱褶或呈波状，质地软，不发酵但能同化某些糖类，如葡萄糖、麦芽糖、蔗糖、木糖和棉籽糖等。

（四）检验结果解释和应用

红酵母属属于较湿润部位皮肤的正常定植菌，广泛分布于空气、土壤和海水中，能从人皮肤、肺、尿液和粪便等标本中分离出。较少引起人类感染，可引起脓毒症、脑膜炎、与腹膜透析相关的腹膜炎、与导管相关的脓毒症等。临床分离出该菌株需结合临床症状具体分析。

治疗方面的经验较少，有报道显示对于红酵母属真菌感染可用两性霉素 B ±氟胞嘧啶或唑类治疗。

第二节 皮肤癣菌检验

一、分类

皮肤癣菌是一类嗜角质的丝状真菌,具有无性期和有性期两种形态。大多数从环境和人体分离到的菌株处于无性期。按菌落特征及大分生胞子的形态将皮肤癣菌分为3个属,即毛癣菌属、小胞子菌属及表皮癣菌属。有性期属于裸囊菌科、节皮菌属。

(一)毛癣菌属

毛癣菌属有20余种,其中约8个种存在有性期,约14个种能感染人和动物。常侵犯皮肤、毛发和甲板。该属大分生胞子狭长,呈棍棒状或腊肠状,壁光滑,分隔多,头较钝。

(二)小胞子菌属

小胞子菌属约有18个种,其中9个种存在有性期,约13个种可感染人或动物。可侵犯皮肤和毛发,一般不侵犯甲板,侵犯毛发主要引起发外感染,在发外产生大量胞子,呈镶嵌状或链状排列。该属大分生胞子较多,呈纺锤形或梭形,壁粗糙,壁厚,分隔多。

(三)表皮癣菌属

絮状表皮癣菌是主要的致病种。主要侵犯人的皮肤和甲板,不侵犯毛发。大分生胞子呈杵状或梨形,芭蕉样群生、末端钝圆、分隔少,有厚壁胞子,无小分生胞子。

二、致病性

从生态学角度根据其来源及寄生宿主的不同,皮肤癣菌可分为亲人性、亲动物性和亲土性3类。人类皮肤癣菌病主要由亲人性皮肤癣菌引起,后两类偶可感染人类。

亲土性和亲动物性皮肤癣菌感染可以产生炎症性皮损,进展迅速,伴有疼痛和瘙痒。人群之间也可以相互传播。在临床上一般根据感染部位来命名皮肤癣菌病,如头癣、甲癣、手足癣等。通常,小胞子菌不侵犯甲板,表皮癣菌不侵犯毛发。

皮肤癣菌通常引起毛发、皮肤和甲板的感染,临床称为皮肤癣菌病或癣。临床疾病一般按照皮肤癣菌侵犯身体的不同部位而命名,如皮肤癣菌感染头皮及毛发称头癣;感染面部胡须区皮肤、须毛或儿童的眉毛称须癣;感染平滑皮肤称体癣;股癣是发生于腹股沟、会阴部和肛门周围的皮肤癣菌感染,是体癣的特殊类型;发生在手掌和指间的感染称手癣;发生在足跖部及趾间的感染称足癣;由皮肤癣菌引起的甲板和甲床感染称甲癣。

三、标本采集

(一)甲标本

采集标本前常规消毒病甲,以减少培养时的细菌污染,提高阳性率。采用钝刀从甲的变色、萎缩或变脆部位、健甲与病甲的交界处取材,取材标本量要足且有一定深度。建议取材后立刻进行真菌镜检及培养,应尽量剪碎后接种。对于甲沟炎患者,应用75%乙醇清洁局部后采用棉拭子蘸取损害分泌物,每位患者至少应取两个拭子,放入无菌试管中以备镜检和培养。

(二)皮屑标本

采集标本前常规消毒取材区域。钝刀从损害边缘向外刮取或用剪刀剪去疱顶。如果鳞屑量较少或婴幼儿患者,可采用粘着透明胶带或粘着皮肤采样送检,将透明胶带粘着面紧压于损害之上,然后剥下,将粘着面向下贴在透明载玻片上送检。皮屑标本建议取材后立刻进行真菌镜检及培养。

(三)毛发标本

选择适当的毛发,应检测那些无光泽毛发或断发以及在毛囊口附近折断的毛发。用灭菌镊子将毛发从头皮拔除,不应去掉毛根部。如果怀疑头皮隐性感染,可用塑料梳子刷头皮后将其压在琼脂表面进行培养。毛发标本建议取材后立刻进行真菌镜检及培养。

四、实验室检查

(一)染色镜检

皮屑标本用10%KOH液、甲屑用20%KOH液处理后制成涂片;病发置载玻片上,加10%KOH微加温使角质溶解。直接镜检或棉蓝染色后镜检。检查时应遮去强光,先在低倍镜下检查有无菌丝和胞子,然后用高倍镜观察胞子和菌丝的形态、特征、位置、大小和排列等。

皮肤癣菌感染在皮屑、甲屑镜检时可见有隔菌丝或成串胞子,病发可见发内胞子或发外胞子。

(二)分离培养

皮肤癣菌呈丝状型菌落,呈绒毛状、棉毛状、粉末状等,表面光滑、折叠、沟回状;颜色为白、淡黄、棕黄、红色或紫色。在光镜下可见有隔、分支、无色的菌丝,菌丝旁有小分生胞子侧生,多散在,呈半球形、梨形或棒状;不同属大分生胞子有特征,是鉴定的重要依据。菌落观察在 25 ℃SDA 培养基上描述其生长速度,即在 25 ℃培养 7 天测量菌落直径。①非常快速生长:直径≥9 cm;②快速生长:直径为 3～9 cm;③中等速度:直径为 1～3 cm;④缓慢速度:直径为 0.5～1.0 cm;⑤非常慢速度:直径≤0.5 cm。

毛癣菌属生长速度属于慢到中等,质地光滑到毛状,表面呈白色、黄色、米黄色或红紫色,背面呈苍白色、黄色、褐色或红褐色。镜下见菌丝分隔、透明,分生胞子梗与营养菌丝无区别,小分生胞子呈单细胞、圆形、梨形或棒形,孤立或像葡萄状群生。大分生胞子呈多细胞、圆柱状、棒状或香烟形,壁光滑。有时存在关节型胞子和厚膜胞子。

小胞子菌属生长速度属于慢到快,质地光滑、毛状或羊毛状。表面颜色呈白色、米黄色、黄棕色、黄色或锈色,背面呈苍白色、黄色、红色、褐色或红褐色。镜下可见分隔菌丝,分生胞子梗几乎没有或与营养菌丝无法区别。小分生胞子单细胞,卵圆形到棒形,孤立。大分生胞子梭形,壁薄或厚,有棘状突起,孤立,含 2～25 个细胞。

表皮癣菌生长缓慢,质地膜状变成毡状到粉状,表面呈黄色到土黄色,背面呈羚羊皮色到褐色,中心有不规则皱襞或脑回状沟。转种后容易发生绒毛状变异。镜下见大分生胞子丰富,呈棒形、顶端钝圆、壁薄、光滑、孤立或成群,形成在菌丝侧壁或顶端,2～3 个一组。无小分生胞子。在成熟菌落中形成大量厚壁胞子。

(三)微生物鉴定

将病变处标本接种于沙氏琼脂培养基上,25～30 ℃培养,选取生长 7～14 天的菌落,按照流程进行鉴定。

皮肤癣菌的鉴定主要根据菌落的形态及镜下结构,尤其是大分生胞子的特征,必要时辅以相应的鉴定试验。但皮肤癣菌在接种传代和保藏过程中极易发生变异,甚至有些初代培养的菌株就已发生了变异。另外,有时虽然为同一个种,但不同菌落的形态相差较大。这样给临床菌株的鉴定带来很大影响。

传统的皮肤癣菌鉴定方法:DTM 选择性培养基,用于皮肤癣菌筛选,绝大多数皮肤癣菌能使 DTM 培养基 1 周内由黄变红,与其他真菌相反;根据大分生胞子的特征将皮肤癣菌的三个属分开；根据菌落的大体特征及镜下特征进一步区分到种。另外还有一些补充试验，如米饭培养基试验、毛发穿孔试验、尿素酶试验、玉米吐温琼脂培养基试验、毛癣菌琼脂 1～7 号、BCP-MSG 培养基生长情况及有性型检测的交配试验等。Wood 灯(ultraviolet light，UV 光)对于皮肤癣菌病的鉴别诊断是有益的。皮肤癣菌感染的毛发在 UV 光下可产生荧光，其可用来选择病发镜检或培养。对于临床可疑皮肤癣菌感染的标本，可以接种在含有或不含有放线菌酮($0.5\ g/L$)的培养基上。在确认阴性结果之前，培养应连续进行 3 周。

(四)药敏试验

CLSI 的 M38-A3 丝状菌药物敏感性检测方案中专门规定了对皮肤癣菌的药物敏感性检测要求，可以作为临床药敏试验的检测方法。但其折点仍未确定。由于皮肤癣菌发生获得性耐药的报道还十分有限，因此临床实验室并不常规推荐对其进行药物敏感性检测，只是当疗效欠佳时才考虑实施。

五、检验结果的解释和应用

临床标本分离到皮肤癣菌一般认为是致病性的，但极少数情况下也存在定植情况，如头癣患者的密切接触者中可以出现头皮及毛发皮肤癣菌分离阳性，但不出现任何临床症状，这种情况应考虑存在潜伏感染，予以治疗。

皮肤癣菌一般不引起血源性感染，但在免疫受损患者可以侵犯真皮和皮下组织，引起肉芽肿性损害，此时深部组织中可以分离出皮肤癣菌。

皮肤癣菌对外用抗真菌药物均敏感，包括咪唑类药物如克霉唑、咪康唑、酮康唑、益康唑、联苯苄唑、异康唑、舍他康唑、卢力康唑；丙烯胺类药物如萘替芬、特比萘芬和布替萘芬；硫代氨基甲酸酯类药物如利拉萘酯；吗啉类药物如阿莫罗芬；其他如环吡酮胺。皮肤癣菌对系统抗真菌药物如氟康唑、伊曲康唑、特比萘芬均敏感。

第三节　接合菌检验

一、分类

接合菌种类复杂，其分类及命名也在不断变化。接合菌属于接合菌门、接合菌纲,其下分为毛霉目和虫霉目。近年来,接合菌的命名和分类有了新的进展。在毛霉目已知的16科中,有8科的12属中的24种具有致病性;虫霉目分为2科2属,其中新月霉科耳霉属包括冠状耳霉,蛙粪霉科蛙粪霉属包括林蛙粪霉。

二、致病性

(一)分布与定植

大部分接合菌为世界性分布,可以利用多种物质作为营养源。致病性接合菌均可以在37℃生长,有些接合菌的最高生长温度可以达到50℃。在自然界中可从腐败的水果、蔬菜、食物、土壤和动物的粪便中分离到毛霉目的许多菌种。其中最常见的是根霉属真菌,其胞子囊在空气中广泛分布,可以释放大量胞子,是临床上最常见的病原性接合菌。人类感染主要是通过吸入接合菌胞子所致,鼻窦和肺部是最常受累的部位。空气中大量的胞子也很容易造成环境的污染。空调系统的污染可以造成鼻窦和肺部接合菌病的发生。此外,静脉输液受到污染可以导致播散性感染,纱布和静脉插管的污染可以导致皮肤感染。接合菌不会在人-人之间传播。毛霉目真菌大多数为腐生菌,广泛分布于土壤、动物粪便及其他腐败的有机物上,少数寄生于其他真菌上,极少数寄生于高等植物上,引起植物病害,也能引起人类的接合菌病。虫霉目致病菌在热带及亚热带分布较广,因而其感染在非洲、中南美、印度、东南亚等地的发病率相对较高。

(二)致病性

毛霉病通常由吸入胞子而发病,可导致变态反应,或引起肺部或鼻窦的感染。如果因创伤而接种真菌,可导致角膜、耳、皮肤或皮下组织的感染。若食用被真菌污染的食物,可导致胃肠道的感染。当真菌进入血管,可致管腔闭塞。原发感染可经血行或神经干播散至其他器官,尤其中枢神经系统。免疫功能低下者易感染毛霉病,如糖尿病、HIV感染、应用大剂量糖皮质激素、血白细胞减少、白血病、营养不良的患者。此外,静脉药物滥用、医用外科材料受污染等也可引起。蛙粪霉病主要好发于儿童和青春期,据报告,半数以上的病例发生于10岁以下的儿童,成人病例少见。耳霉病主要见于成年男性,女性及儿童少见。推测虫霉病的传播途径可能是通过微小外伤和昆虫叮咬。

三、实验室检查

(一)标本采集

毛霉目真菌病通常进展快、诊断困难,及时获得临床标本并检测,对于毛霉目真菌病的检测至关重要。从可能感染部位取材,分泌物或者支气管冲洗物离心后沉渣直接采用10％KOH溶液涂片并进行真菌培养。组织病理标本或无菌部位获得的标本更有意义。获取标本后及时送真菌实验室,标本不能冷冻。毛霉病患者一般不会出现血培养阳性,血培养阳性无明确临床意义。

(二)染色镜检

显微镜下可以见到菌丝粗大(7～15 μm)、透明,无分隔或者分隔少,壁薄易折叠,分支呈直角。有时看到菌丝的横断面,表现为圆形肿胀细胞样。镜检阳性有诊断意义,镜检阴性,不能除外诊断。

(三)分离培养

1.毛霉目

菌落可在许多真菌培养基上快速生长,PDA及改良的SDA培养基是适合的培养基(放线菌酮可抑制其生长,故其培养基不加放线菌酮),25～30 ℃培养2～4天后可见典型的絮状而致密的菌落,迅速铺满整个培养皿或试管,形成丰富的气生菌丝体。根据菌种、生长时间不同菌落颜色可呈白色、黄色、灰色外观。显微镜下可有假根、囊托及匍匐菌丝,菌丝粗大、无隔,胞子梗发自菌丝或假根结节,胞子梗顶端可有胞子囊(直径为50～300 μm)。

2.虫霉目

菌落通常呈波浪状或粉末状,呈放射状条纹,菌落颜色由奶油色变成灰色。其特征是存在初生胞子和次生胞子,在成熟期喷射状释放。

耳霉的菌落透明,呈放射状条纹,最初为波浪样外观,后逐渐变成粉末状,培养皿盖上常覆盖有由无性胞子释放的次级分生胞子,老的培养基可见到绒毛状分生胞子。初生胞子为圆形(40 μm),有明显的乳突。

蛙粪霉在25～37 ℃生长迅速,培养2～3天开始生长,初为白色蜡样菌落,呈放射状条纹,颜色逐渐加深,2～3周后可形成灰黄色甚至灰黑色,表面可有一层绒毛样菌丝。培养7～10天显微镜下可见宽大的无隔菌丝可裂解形成多个独立的单核菌丝体。有性型通过配囊结合形成接合胞子。接合胞子呈厚壁状,遗留鸟嘴样附属物(来自配囊配子)。初生胞子呈圆形,由原始分生胞子肿胀顶端处释放。次生胞子呈梨形,由胞子梗直接释放产生。

(四)微生物鉴定

KOH制片直接镜检可见直角分支的宽大(6～25 μm)、透明、无分隔或极少分隔的菌丝。

对毛霉目真菌进行鉴定需要根据:①菌落形态;②最高生长温度;③显微镜下观察有无囊托、假根、匍匐菌丝;④胞子囊、胞囊胞子的形态等。常需要分子生物学进一步鉴定至种的水平。

1.毛霉目

(1)毛霉属:菌落生长迅速,颜色由白色变黄色,最终可发灰色。最高生长温度为 32~42 ℃。显微镜下胞子梗发自气生菌丝,分支较少,呈透明状;无假根及匍匐菌丝;胞子囊呈球形,黄色至棕色;囊轴呈圆形,扁平或椭圆形;无囊托;胞囊胞子呈扁球形稍长,壁光滑。

(2)根霉属:50~55 ℃可生长;30 ℃可迅速生长,初为白色,后渐变成棕色或灰色。背面呈白色,菌落黏性。显微镜下胞子梗发自假根,单个或成簇,未分支,呈深棕色;有假根及匍匐菌丝;胞子囊球形,呈灰黑色;囊轴扁球形稍长,呈棕色;有囊托但短;胞囊胞子呈扁球形,伴棱角。

(3)根毛霉属:耐热,50~55 ℃可生长。显微镜下胞子梗壁光滑发自匍匐菌丝,散在或成群分支,呈棕色;有假根及匍匐菌丝,假根壁薄;胞子囊圆形,呈灰棕色至棕黑色;囊轴圆形至梨形,呈灰棕色;无囊托;胞囊胞子呈球形,透明。

(4)囊托霉属:菌落生长迅速,由白色变成灰色外观,42 ℃生长良好。显微镜下胞子梗不分支,胞子囊呈梨形,囊托花瓶状或钟状,囊轴半圆形,胞囊胞子光滑呈圆柱形。

(5)横梗霉属:菌落呈白色、羊毛状,逐渐变成灰色,最高生长温度为 46~52 ℃。显微镜下胞子梗发自匍匐菌丝,散在或成群,分支,呈苍白色、灰色;有假根及匍匐枝但不明显;胞子囊圆形至梨形,呈苍白色、灰色;囊轴半圆形或圆顶型伴尖端突起;有囊托,呈明显圆锥形;胞囊胞子圆形至椭圆形,壁光滑。

(6)克银汉霉属:菌落由白色变成深灰色,最适生长温度为 45 ℃。显微镜下胞子梗顶端发出分支,末端膨大成顶囊,其上有许多小梗,单胞子的小型胞子囊即形成在小梗上。

2.虫霉目

主要有以下两个致病菌种。

(1)冠状耳霉:在 PDA 培养基上培养,菌落呈扩散性生长,很快可以见到放射性射出的次级菌落。显微镜下观察可见菌丝直径为 6~15 μm。分生胞子梗高为 60~90 μm,顶端轻微变细。初级胞子直径大约为 40 μm,有明显乳头状基底,培养时间延长会出现茸毛样附属物(绒毛胞子)。胞子可以喷射释放,在初级菌落周围形成次级菌落。

（2）蛙粪霉：在 PDA 培养基上培养，菌落呈蜡样，无气生菌丝。菌落中心呈脑回样，周边有放射性深在裂隙。

显微镜下观察可见初级分生胞子梗短，末端肿胀。初级胞子球形，喷射释放形成乳头状结构。次级胞子梨形。胞子可见球形的突出物。

（五）药敏试验

可采用 CLSI 的 M38-A3 丝状菌药物敏感性检测方案，检测产胞接合菌的体外药物敏感性。绝大多数毛霉菌对抗真菌药物不够敏感，而且其折点也未确定。大多数抗真菌药物对毛霉目真菌的敏感性较一致，但是存在一定的种属差异性。

四、检验结果的解释和应用

（一）真菌培养结果解释和应用

接合菌为条件致病菌，自然界分布广泛，某些菌可以是实验室污染菌。因此对接合菌分离结果需要慎重解释。一般认为从血液、穿刺液、脓液和肺组织中分离出的接合菌是感染菌，而从痰液中分离出的接合菌则应结合直接镜检进行考虑，涂片细胞学检查为合格的痰标本，且在初始分离培养基上呈优势生长，可认为是有意义的感染菌。

（二）药敏试验结果解释和应用

两性霉素 B 是治疗毛霉目真菌最有效的抗真菌药物，但体外药敏试验及动物实验提示小克银汉霉对两性霉素 B 的敏感性较差。

同一类药物对接合菌的 MIC 也存在多样性。新一代唑类药物中，伏立康唑对毛霉目真菌活性差。毛霉病暴发感染可能与其应用伏立康唑有关。泊沙康唑对毛霉目真菌有抗菌活性。多项体外药敏研究和动物模型均显示泊沙康唑对大多数毛霉目真菌有较低的 MIC 值。

棘白菌素类药物体外药敏显示对毛霉目真菌的抗菌能力差，且体内试验亦表明当其单独用药时抗菌活性不明显。但最近有研究证明与两性霉素 B 联合时有潜在的临床应用价值。

目前关于虫霉目真菌体外药敏的资料比较匮乏。虽然碘化钾体外药敏对这些真菌显示无活性，但体内却显示有一定的作用。两性霉素 B 对虫霉目真菌 MIC 值较高。伊曲康唑和酮康唑具有较好的体外抗菌活性。除此之外，蛙粪霉较之耳霉对各种抗真菌药更为敏感。

第四节 曲霉检验

一、分类

曲霉是一类丝状真菌,自然界中广泛存在。常可以在泥土、植物腐物、空气中等处分离到。曲霉属的有性阶段属于子囊菌门、不整子囊菌纲、散囊菌目、散囊菌科、散囊菌属、裸胞壳属和萨托菌属;其有性期仅发现于部分曲霉。无性阶段属丝胞纲、丝胞目、从梗胞科。目前已知的曲霉属包括 185 个种。有 20 余种可引起人类机会性感染,其中烟曲霉是最常见的致病曲霉,其次是黄曲霉和黑曲霉。棒曲霉、灰绿曲霉、构巢曲霉、米曲霉、土曲霉、焦曲霉、杂色曲霉虽然也有报道引起人类致病,但发生率低。

国际曲霉分类专家在对烟曲霉及相关菌种的种系发生研究中更新了其分类和鉴定,并增加了一些新的菌种。为了应对临床实验室鉴定的局限性,提出了"烟曲霉复合体""黄曲霉复合体"和"土曲霉复合体"的概念。

二、致病性

曲霉在自然环境中分布广泛,呈世界范围的分布。在土壤、水、食物和其他自然环境中均能分离到曲霉,而且干燥的曲霉孢子很容易通过空气、昆虫或者鸟类播散。部分曲霉能够产生真菌毒素,人和动物食入后对身体有害。

曲霉引起的人类疾病可分为机会性感染、变态反应性曲霉病及曲霉毒素中毒。免疫受损是曲霉机会性感染的最常见原因。感染可以表现为局限性的曲霉球到严重的侵袭性感染。后者的发生主要与曲霉和宿主之间存在的免疫反应状态相关,与侵袭性曲霉病发病相关的主要危险因素有:中性粒细胞及巨噬细胞数量减少(>3 周)或功能异常(慢性肉芽肿病);骨髓造血干细胞及实体器官移植、肿瘤放化疗、慢性阻塞性肺病、ICU 机械通气以及长期使用糖皮质激素、细胞毒药物等免疫功能受损的患者。随着对烟曲霉等致病性曲霉基因组学和蛋白质组学研究的进展,对曲霉致病和耐药相关的一些基因有了进一步了解。同时从宿主角度对于曲霉感染免疫的研究也使其发病机制更加明了。

三、实验室检查

(一)标本采集

采取痰液、支气管灌洗液和其他下呼吸道标本进行真菌镜检和培养,单纯培养阳性也有可能属于定植微生物或者污染。无菌组织中培养阳性是最可靠的曲霉病确诊证据,如手术或活检获得的肺组织。鼻窦组织、其他组织活检标本、皮肤活检标本、心脏瓣膜以及合适的眼部标本都能培养出曲霉。尽管有些患者会罹患曲霉心内膜炎,但是曲霉感染的血培养通常是阴性的。

(二)染色镜检

KOH 制片能够快速地观察到菌丝成分以及曲霉丝形态学特征。还可通过荧光染色进行观察。典型的曲霉丝是透明 45°分支分隔的菌丝,直径为 3～6 μm,有平行光滑的细胞壁,有时能见到分隔。侵袭性曲霉病中菌丝在组织中增殖明显,通常呈放射性或平行生长。在肺部空洞定植的曲霉丝呈紊乱团块状排列。在慢性感染中,菌丝呈非典型样,明显增粗,直径约为12 μm,有时见不到清晰的隔膜。在肺部或者耳道中镜检看到分生胞子头或子囊对于诊断很有意义。

(三)分离培养

在沙氏培养基中,曲霉主要产生无性形态。在标准的察氏培养基、高糖察氏培养基(含20%～30%葡萄糖)或 2%麦芽浸膏培养基上都能够进行菌落和显微特征的观察。一般标准的观察时间为培养 7 天后,如果是观察有性期,则需要更长的时间。有的菌株是嗜高渗的,因此在低浓度的含糖培养基中不易生长。在25 ℃和37 ℃培养7 天后,观察菌落的直径、培养基背面的颜色、质地、光泽度、液滴的渗出和色素的扩散。

(四)微生物鉴定

曲霉生长速度、菌落形态和温度耐受实验等在鉴定菌种方面有重要意义。常用的培养基为察氏琼脂或麦芽浸汁琼脂;耐高渗透压的菌种可用含 20%或40%蔗糖的培养基。一般培养温度为(27±1) ℃,耐高温的菌种可 37 ℃或45 ℃。培养时间为7～14 天,部分可延长,肉眼及在低倍镜下观察菌落。曲霉的鉴定主要是依靠形态学特征,通常以菌落形态和分生胞子头的颜色进行群的划分,然后以分生胞子的形态和颜色、产胞结构的数目、顶囊形态以及有性胞子的形态进行种的鉴定。

1.曲霉的菌落形态

(1)除构巢曲霉和灰绿曲霉外,曲霉属其他种生长速度较快,在察氏琼脂培养基上 25 ℃培养 7 天后,构巢曲霉和灰绿曲霉的直径为 0.5～1.0 cm,而其他曲霉直径能达到 1～9 cm。

(2)曲霉落呈绒毛状或粉状,不同菌种表面颜色不同,大多数曲霉的培养基背面无色或淡黄色,但构巢曲霉培养基背面可以呈紫红色、橄榄色,杂色曲霉背面则可呈橘黄色、紫红色。

(3)烟曲霉耐高温,40 ℃的温度中生长良好,曲霉属中只有烟曲霉有此特性,烟曲霉在 20～50 ℃均可生长,鉴于目前烟曲霉分子分类正在变化中,临床实验室对于分离到的形态学特征与烟曲霉相近似的菌株建议统一报告为"烟曲霉复合体",具体菌种应通过温度试验、药物敏感性试验及基因测序结果来进一步鉴定。

2.曲霉的显微镜下特征

曲霉属的每个种有共同的形态特征,每个菌种又有其特殊形态特征。

(1)曲霉的基本形态特征:菌丝透明有分隔;曲霉无性期的产胞结构由分生胞子梗、顶囊、瓶梗等组成;分生胞子梗从足细胞产生,分生胞子梗的顶端是顶囊,顶囊是曲霉属特征性的结构;分生胞子梗的形态和颜色因菌种不同而不同,顶囊的上面呈放射状覆盖着一层花瓶样的柱形细胞,称瓶梗,瓶梗上面产生分生胞子链;有些曲霉的顶囊上覆盖有两层瓶梗细胞,其中直接覆盖在顶囊上的瓶梗细胞称梗基,梗基上面的瓶梗细胞产生分生胞子。

(2)曲霉的特殊结构:主要包括闭囊壳、壳细胞、粉胞子、菌核,这些特征对于鉴定某些曲霉很有意义;闭囊壳破裂后,子囊释放出来,闭囊壳在某些曲霉的有性期产生;壳细胞是一种大的无增殖能力的细胞,与某些曲霉有性期有关;粉胞子是通过裂解其支持细胞产生的一类胞子,其基底常缩短并带有残余的溶解细胞,这些残余物在基底形成环形结构。

(五)药敏试验

曲霉属于产胞丝状真菌,其体外药敏试验方法比较成熟,可采用 CLSI 的 M38-A3 丝状菌药物敏感性检测方案或 E 试验。与所有丝状真菌相似,曲霉对抗真菌药物的折点尚未确定。但至少不同种的曲霉对不同抗真菌药物敏感性存在差异。

四、检验结果的解释和应用

(一)真菌培养结果解释和应用

曲霉为条件致病菌,自然界分布广泛,某些菌可以是实验室污染菌。因此曲霉分离结果需要慎重解释。结合镜检结果判断培养得到的曲霉是否具有临床意义，一般来说以下几种形式认为具有临床意义：无菌部位或下呼吸道临床标本中发现菌丝；单一标本中为优势菌或者多次标本分离得到同一菌株；组织中发现菌丝。当怀疑肺部真菌感染的时候，最好连续培养3次痰标本。对于从血液中分离出的曲霉，一般认为是污染菌，而从痰液中分离出的曲霉则应结合直接镜检结果进行考虑，涂片细胞学检查为合格的痰标本，且在初始分离培养基上呈优势生长，可以作为临床诊断的依据。

(二)药敏试验结果解释和应用

曲霉对两性霉素B、伊曲康唑、伏立康唑、泊沙康唑、特比萘芬、棘白菌素类药物(包括卡泊芬净、米卡芬净及阿尼芬净)敏感。美国感染病学会制定的曲霉病治疗指南中，伏立康唑为首选药物，棘白菌素类药物也可以用于侵袭性曲霉病的治疗。两性霉素B和卡泊芬净或伏立康唑和卡泊芬净有联合抗曲霉及其生物膜的作用。近年来有烟曲霉对唑类药物耐药乃至交叉耐药的报道，如耐伊曲康唑的烟曲霉报道增多，而且出现多药物耐药的烟曲霉临床分离株。提示有必要对长期用药者进行药物敏感性的监测。对两性霉素B耐药的黄曲霉临床分离株也有报道。土曲霉对两性霉素B天然耐药。构巢曲霉对两性霉素B也常常耐药。

第五节　暗色真菌检验

一、分类

暗色真菌是指一组菌丝和/或胞子的壁具有黑色素样颜色的真菌。这类真菌种类众多，形态学变化大，归属于子囊菌门，真子囊菌纲，分为6个目6个科14个属。暗色真菌常见的致病菌集中于刺盾炱目的蔓毛壳科，包括枝胞瓶霉属的卡氏枝胞瓶霉、着色霉属的裴氏着色霉和 *F.monophora*、瓶霉属的疣状瓶霉、外瓶霉属的皮炎外瓶霉、棘状外瓶霉等。另一类致病性暗色真菌属于格胞腔菌目，主要包括链格胞霉属、离蠕胞属、弯胞霉属、凸脐胞属等条件致病性暗色丝状真菌，其中以离蠕胞属的穗状离蠕胞致病多见。目前临床已报道百余种致病性暗色真菌。

二、致病性

暗色真菌在自然界广泛分布,其致病菌多为土壤腐生菌,已从土壤、朽木、腐败植物等处分离出多种致病性着色真菌,病原菌多通过外伤接种进入皮肤引起感染。

暗色真菌在人类可致浅表型真菌感染及甲真菌病、足菌肿等,更常见的是引起着色芽生菌病和暗色丝胞霉病。有时甚至发生系统性感染而危及生命。暗色真菌感染的发生可能与外伤有关。最近的研究表明天然免疫缺陷、免疫功能异常患者对暗色真菌的易感性明显提高。

三、实验室检查

(一)标本采集

采取患者的脓液、分泌物、痂皮或活检组织等标本,对其进行显微镜检查和真菌培养等检查。

(二)镜检

取痂屑、渗出物、脓液或活检标本进行 KOH 涂片镜检可以发现单个或成对成簇的棕色厚垣多分隔的硬壳小体,直径为 $4\sim12\ \mu m$。硬壳小体对诊断着色芽生菌病有重要意义。暗色丝胞霉病在损害的分泌物或脓液及活检标本中可见暗色规则或串珠状菌丝、发芽或不发芽的酵母细胞。

(三)分离培养

将分泌物、脓液、活组织标本接种于沙氏琼脂斜面上在 $25\sim30$ ℃温度下培养 4 周,大多数致病性暗色真菌在 $1\sim2$ 周内均可形成绒毛样菌落(个别菌种初代培养呈酵母样),呈灰色、暗绿色、暗棕色或黑色,在马铃薯琼脂或玉米琼脂培养基上生长良好,产胞丰富。根据其产胞结构特点可对其进行鉴定。

(四)微生物鉴定

暗色真菌的鉴定主要包括形态学鉴定(基于胞子发生方式)、生理生化鉴定(温度、碳源和氮源同化)、血清学鉴定(外抗原试验)、分子生物学鉴定(核酸杂交、ITS 测序、RAPD、RFLP)。在组织病理中,某些暗色真菌黑色素量较低,常规染色不易看到真菌成分,可以采用 Fontana-Masson 染色,它可以将黑色素染色,因而被推荐作为和曲霉等造成的透明丝胞霉病的常规鉴别方法。

形态学鉴定依然是暗色真菌鉴定的重要手段,应用马铃薯琼脂或玉米琼脂培养基进行小培养是观察分生胞子的发生方式的理想手段。近年来,分子鉴定发展迅速,18S rRNA 因其保守性而被广泛应用,大部分暗色真菌可以由 ITS 测序进行菌种鉴定,但应用此方法作为鉴定金标准仍然存在争议。如链格胞霉属等一些种属,不同种间形态学存在差异,然而 ITS 区域可能相同,因此对于这些种属而言,ITS 是否没有足够的多态性、亦或是否我们定义了过多的种等问题仍然存在争议。对于某些少见菌种与美国国家生物技术信息中心比对时应注意,因为大约 10% 的序列可能存在出入,菌种鉴定不能全部依赖于测序,应当结合形态学鉴定及命名法。常见病原性暗色真菌鉴定特征介绍如下。

1.卡氏枝胞瓶霉

在 SDA 上 27 ℃培养 14 天后,菌落直径可达 2 cm;菌落紧密,橄榄绿至黑色,有较清楚的暗色边界,表面可见棕绿色短的气生菌丝。显微镜下可见分生胞子呈单细胞性、褐色、表面光滑,椭圆形,底部有一暗色的脐,胞子大小为(1.5～3.0) μm×(3～10) μm,产胞方式主要为支胞型,以向顶性方式排列为多分支的分生胞子链。在某些菌株上可以观察到有清楚领状结构的瓶梗。本菌的最高生长温度为 37 ℃,不能液化明胶。

2.裴氏着色霉

在 SDA 上,27 ℃培养 14 天后菌落直径可达 2.5 cm;表面平坦或高起有皱褶,表面绒毛状或絮状,橄榄绿至黑色,可见灰色短而密集的气生菌丝。显微镜下可见多形性产胞,主要可见喙支胞型、支胞型产生的分生胞子,偶可见瓶型产胞。分生胞子单细胞性,呈椭圆形或圆筒形、长椭圆形,菌落大小为(1.5～3.0) μm×(3～6) μm。

3.F.monophora

F.monophora 是 2004 年根据 ITS 区序列分析从裴氏着色霉中分出的一个新种,主要分布在南美及非洲,在中国则主要集中在南方,引起的疾病谱较F.pedrosoi广,感染不仅仅限于皮肤和皮下组织,还可以引起脑部系统性感染。

4.疣状瓶霉

在 SDA 上,27 ℃培养 14 天后菌落直径达 2 cm,褐色至黑色,表面密生灰色短的气生菌丝。显微镜下可见瓶梗呈安瓿瓶形或葫芦形,产胞方式为瓶型产胞,顶端可见清楚的领口状结构。分生胞子在瓶梗的开口处依次产生,半内生性,由黏液包绕后聚集在瓶口顶端,分生胞子为单细胞性,呈近球形,无色至褐色,菌落大小为(1～2) μm×(3～4) μm。

5.皮炎外瓶霉

皮炎外瓶霉又名皮炎王氏霉。初代培养菌落呈黑色糊状,继代培育可产生气中菌丝。糊状菌落显微镜下可见酵母样芽生胞子,产菌丝菌落中可见圆筒形或瓶形的分生胞子梗即环痕梗,在菌丝末端或侧支产生,周围聚集多个分生胞子。分生胞子呈圆至卵圆形,大小为(1～3)μm×(1.5～4.0)μm。另有一种颗粒型菌落,显微镜下可见暗色的厚垣胞子样细胞团块或胞子链,有时这种细胞内部可纵横分隔。该菌可在42℃生长,不能利用硝酸钾,可与其他的外瓶霉相区别。

6.棘状外瓶霉

菌落潮湿发亮,呈黑色酵母样,主要由酵母细胞组成。继代培养逐渐产生短的绒毛状菌丝。显微镜下可见菌丝分枝分隔,分生胞子梗即环痕梗从菌丝末端或侧面产生,颜色较深,直立、与菌丝呈直角分支,其顶端有一较长的鼻状突起即环痕产胞处,该突起为外瓶霉中最长的,环痕数目在外瓶霉中最多,可达30段以上。环痕胞子为单细胞,呈透明或半透明,亚球形至椭圆形,光滑,大小为2.5μm×3.5μm。本菌可在38～39℃生长,可利用硝酸盐。

7.穗状离蠕胞

菌落平坦扩展,呈絮状至毛状,灰黄至橄榄色。菌丝棕色,分枝分隔。显微镜下可见分生胞子梗在菌丝末端或侧面产生,顶部产胞,呈膝状弯曲,胞子脱落后留下瘢痕。分生胞子以合轴方式产生,短柱状或卵圆形,两端钝圆,底部与分生胞子梗相连接部位有一痕。分生胞子两极均可发芽。

(五)药敏试验

可采用CLSI的M38-A3丝状菌药物敏感性检测方案,检测产胞暗色真菌的体外药物敏感性。暗色真菌的体外抗菌药物敏感性报道日渐增多,然而判读折点还没有确切的标准,临床相关性数据也不足。

四、检验结果的解释和应用

(一)真菌培养结果解释和应用

暗色真菌在自然界分布广泛,某些菌可以是实验室污染菌。因此对暗色真菌分离结果需要慎重解释。一般认为,从血液、穿刺液、脓液和肺组织中分离出的暗色真菌是感染菌,而从有菌开放部位中分离出的暗色真菌则应结合直接镜检结果进行考虑。

(二)药敏试验结果解释和应用

总体而言,唑类药物抗暗色真菌药物敏感性数据较一致,其中以伊曲康唑有较好的活性,但是也有长期应用伊曲康唑治疗的裴氏着色霉感染患者对唑类药物耐药。新型三唑类药物泊沙康唑、伏立康唑对于暗色真菌也有广谱抗菌活性,而且泊沙康唑对于链格胞属、外瓶霉属的抗菌活性高于伏立康唑。

两性霉素 B 对于临床比较常见的暗色真菌如外瓶霉属、链格胞属体外抗菌活性较好,弯胞霉属、外瓶霉属、喙枝胞属偶尔会出现耐药。一些研究认为氟胞嘧啶对于不同暗色真菌导致的着色芽生菌病和暗色丝胞霉病有一定的抗菌活性,也有一些研究认为无抗菌活性。特比萘芬对丝状真菌有着明确的抗菌活性,有报道认为特比萘芬对于链格胞属、弯胞霉属、离蠕胞属有着广谱的抗菌活性。棘白菌素类药物对于暗色真菌的药物敏感性不尽相同,有菌种特异性。

第六节　双相型真菌检验

一、分类

双相型真菌是指一类具有温度依赖性形态转换能力的病原真菌。它们在组织内和在特殊培养基上 37 ℃培养时呈酵母相,而在普通培养基上室温培养时则呈菌丝相。目前国际公认的致病性双相真菌有6种,包括马尔尼菲青霉、胞子丝菌属、组织胞浆菌属、球胞子菌属、副球胞子菌属和芽生菌属。双相真菌有性期大多属于子囊菌门,具体分类将在每个菌种中分别介绍。

二、致病性

胞子丝菌属为自然界腐物寄生菌,广泛存在于柴草、芦苇、粮秸、花卉、苔藓、草炭、朽木、土壤、沼泽泥水等。胞子丝菌属在世界广泛分布,尤其在热带和亚热带区域。

马尔尼菲青霉在竹鼠体内共生,已从东南亚的四种竹鼠中分离出该菌,但至今尚未确定其自然生活环境,土壤可能是它的主要存在地,本菌极易在甘蔗和竹笋中生长。

荚膜组织胞浆菌为世界性分布,但在北美中部、中美和南美更为多见,在我国南方地区有散在发病,其自然栖息地为富含鸟和蝙蝠粪的土壤中,美国报道多次组织胞浆菌病暴发流行在蝙蝠栖息的地方(如洞穴),尤其在热带地区。

粗球胞子菌在土壤中栖居,一般局限于美国加利福尼亚的圣华金谷地区。

雨季的气候有利于土壤中真菌菌丝的增殖,真菌产生大量的关节胞子,随空气中的灰尘传播。

巴西副球胞子菌在酸性土壤中可长期存活,从犰狳中可分离到此菌。多发生于中美洲和南美洲,尤其以巴西常见。

皮炎芽生菌最适于在含有机废物的潮湿土壤或在烂木中生长,但很少能成功地分离到该菌。从北美的中西部到东南部均有病例报道。

双相真菌大多数为自然界腐生菌,是原发性真菌病病原菌。除胞子丝菌病多为皮肤外伤后感染外,其他主要是呼吸道感染,但绝大多数感染无症状,为自限性疾病,少数患者可发展为严重的系统性损害,为原发真菌感染。

(一)胞子丝菌病

胞子丝菌病多在外伤后接触土壤等后,将申克胞子丝菌带入皮内而引起感染,在地方流行区,可因吸入真菌胞子而发生肺部感染。

(二)马尔尼菲青霉病

人和竹鼠可能从一共同环境来源而感染,一般认为通过吸入空气中马尔尼菲青霉胞子而致病,并经血行播散至全身内脏器官。

(三)组织胞浆菌病

许多正常人在吸入少量的荚膜组织胞浆菌胞子后不引起任何症状,仅胸片显示肺部有不活动小病灶或钙质沉积。当吸入大量胞子、免疫受损或患其他疾病时,则产生不同程度的肺部或播散性感染。特别在幼儿中常产生急性暴发性播散性感染,并常迅速导致死亡。

(四)球胞子菌病

粗球胞子菌的关节胞子经呼吸道进入人体后,多数人仅引起短暂而轻度的肺部感染。在免疫抑制或易感人群中,可引起慢性的肺部感染或播散性感染。少数因外伤后接触本菌污染物而发病。

(五)副球胞子菌病

一般是在吸入播散在空气中的胞子后发病,肺部最常受累,随后病原菌随淋巴管扩散到局部的淋巴结。

(六)皮炎芽生菌病

感染发生于吸入散布在空气中的胞子后,肺常为原发感染部位,一些患者感染不累及其他器官而消退,而另一些患者感染可侵及皮肤、骨、前列腺和其他器官。

三、实验室检查

(一)标本采集

采集痰、支气管肺泡灌洗液、气管抽吸物或肺活检材料,肺外感染采集体液(如血、尿、滑液)及组织标本(如皮肤、肝、骨)。组织标本应分成 2 份,分别行真菌学和组织学检查。

(二)染色镜检

用湿片或组织印片检查(KOH 或荧光如钙荧光白染色)。瑞氏、吉姆萨或 PAS 染色检查在单核细胞或巨噬细胞内的马尔尼菲青霉、荚膜组织胞浆菌。骨髓液及组织切片用 HE、PAS、GMS、瑞氏、吉姆萨染色。间接荧光抗体染色为快速、敏感和特异的诊断法。

(三)分离培养

用血琼脂、BHI 琼脂、抑制性真菌琼脂、沙保琼脂或肉汤等培养基,在 30 ℃ 孵育 4~8 周或更久。对怀疑的菌落可转种后置 37 ℃ 孵育 7~14 天,使菌丝相变为酵母相。

(四)微生物鉴定

1.胞子丝菌属

长期以来一直认为胞子丝菌病仅由申克胞子丝菌感染所致。近年来,随着分子生物学鉴定方法的发展,发现申克胞子丝菌其实是由一组不同种系构成的复合体,即申克胞子丝菌复合体。目前国内临床分离的胞子丝菌经 DNA 测序证实均为球形胞子丝菌。

(1)直接镜检:常规方法不易发现真菌成分。可疑标本涂片后做革兰氏染色或 PAS 染色,油镜下可见在多核粒细胞内或大单核细胞内外有革兰氏阳性的长圆形雪茄烟样或梭形小体,大小为(1~2) μm×(3~7) μm,只有少数患者可查到菌体。

(2)菌落形态:在 SDA 上 25 ℃培养 3~5 天后可见菌落生长。初为乳白色湿润、光滑、膜样菌落,逐渐变成深褐色至黑色,中央凹陷,周边隆起,有放射状皱褶的绒毛样菌落。多次转种后,菌落颜色可以变淡,甚至白色,但常有一小部分仍保持褐色,表面光滑,气生菌丝少见。在脑心浸液琼脂(BHI)上 37 ℃培养,可见白色或灰白色酵母样菌落。

(3)镜下结构:菌丝相可见细长分支、分隔菌丝,直径 1～2 μm。分生胞子梗由菌丝两侧呈锐角长出,纤细而长,顶端变尖。分生胞子为单细胞性,有两种类型:一种呈无色,球形或梨形,大小为(2～3) μm×(3～5) μm,3～5 个簇集排列在分生胞子梗顶端如花朵样;另一种呈黑色,球形或圆锥形,较大,合轴排列于菌丝四周,称为套袖状分生胞子。酵母相可见大小不等的球形或卵圆形酵母细胞,以出芽方式繁殖,细长厚壁的芽胞呈梭形或雪茄烟样,附着在较大的球形或卵圆形酵母细胞上。

(1)S.brasiliensis 在 PDA 上 35 ℃培养 21 天后菌落直径≤30 mm,有黑色素分生胞子,合轴分生胞子长 2～6 μm。

(2)S.luriei 在 PDA 上 35 ℃培养 21 天后菌落直径超过 30 mm,缺乏黑色素分生胞子,合轴分生胞子长 4～10 μm。

(3)S.globosa 最高生长温度为 35 ℃,着色分生胞子呈球形,不能同化棉籽糖。

(4)申克胞子丝菌最高生长温度为37 ℃,能同化棉籽糖。

2.马尔尼菲青霉

(1)直接镜检:可疑标本涂片吉姆萨或瑞氏染色,于单核细胞内见到圆形、椭圆形细胞,可见有明显的横隔。

(2)菌落形态:在 SDA 上 25 ℃培养 3～4 天开始生长。菌落有两种形态:一种菌落为淡灰色至红色膜样,周围基质出现红色环,2 周后成熟菌落呈玫瑰红色蜡样,有脑回样皱纹及放射状沟纹,产生白色或灰褐色绒样气中菌丝,背面红色;另一种菌落为白色、淡黄色绒样菌落,产生红色色素渗入基质中,2 周后成熟菌落呈黄间白或黄间红色,或黄绿色绒样,周围基质及背面红色。在 BHI 上 37 ℃培养为酵母相,无色素产生。

(3)镜下结构:菌丝相可见无色透明、分隔菌丝,分生胞子梗光滑而无顶囊,帚状枝双轮生,散在,稍不对称,有 2～7 个散开,不平行的梗基,其上有 2～6 个瓶梗,顶端狭窄,可见单瓶梗,其顶端有单链分生胞子,散乱。分生胞子初为椭圆形,后呈圆形,光滑,可见胞间联体。酵母相可见表面光滑、圆形、椭圆形、长形酵母细胞,裂殖而非芽生,也可见多数短的菌丝成分。

3.荚膜组织胞浆菌

(1)直接镜检:可疑标本 KOH 涂片的结果常为阴性,皆应涂片染色后检查,常用瑞氏、吉姆萨或 PAS 染色后在油镜下检查,菌体常位于巨噬细胞内,直径为 2～4 μm,常呈卵圆形,在较小一端有出芽,细胞周围有一圈未被染色的空晕,提示是本菌的细胞壁。菌体内有一个大的空泡,在大的一端有一弯月形红染的原浆块,芽很细,染色时可以脱落。菌体有时在组织细胞外,多聚集成群。如果KOH涂片中见到直径为 $12\sim15\ \mu m$ 的厚壁、圆形、芽生胞子,细胞内可见脂肪小滴,少数可见宽基底出芽,应考虑杜波变种。

(2)菌落形态:在 SDA 上 25 ℃培养生长缓慢,2~3 周可见菌落生长。形成白色棉絮状菌落,然后变黄转至褐色,背面呈黄色或橙黄色。在 BHI 上 37 ℃培养呈酵母相。两个变种菌丝相不易区分。

(3)镜下结构:菌丝相可见透明、分支、分隔菌丝。分生胞子梗呈直角从菌丝长出,大分生胞子呈齿轮状,直径为 $8\sim14\ \mu m$,圆形、壁厚、表面有指状突起,齿轮状大分生胞子是最具有诊断意义的特征性结构。可见少数直径为 $2\sim3\ \mu m$ 的圆形或梨形小分生胞子。酵母相可见卵圆形胞子,有荚膜及芽基较窄的芽生细胞。染色后很像洋葱的横切面,分层清楚。两个变种酵母相可以鉴别,荚膜变种的酵母细胞小,直径为 $2\sim4\ \mu m$,杜波变种的酵母细胞较大,直径为 $12\sim15\ \mu m$。

此外荚膜变种可分解尿素,但不能液化明胶;而杜波变种在 24~96 小时内即可液化明胶,但尿素试验阴性。

4.球胞子菌

(1)直接镜检:可疑标本 KOH 制片可见典型的圆形、厚壁(2 μm)的球形体,直径为 $30\sim60\ \mu m$,不出芽,内含内胞子,直径为 $2\sim5\ \mu m$。内胞子可以充满小球形体或内生胞子排列在小球形体内壁,中央为一空泡。球形体破裂,内胞子外释。每个内胞子可延长为关节菌丝,关节菌丝断裂为关节胞子,后者发展为小球形体。在肺空洞病例,痰液标本可见到菌丝及小球形体。

(2)菌落形态:在 SDA 上 25 ℃培养,生长快,2~7 天后可见菌落生长。很快由白色菌落转变为黄色棉絮状菌落,表面通常为白色,背面可呈黑褐色至灰色。在35~37 ℃培养亦呈菌丝相,但生长缓慢稀疏。在采用特殊的液体转换培养基上,37~40 ℃和20%CO_2条件下培养,可以产生球形体和内生胞子。

(3)镜下结构:菌落应用 1%甲醛处理,数小时后再作镜检,以防吸入。菌丝相可见关节菌丝,圆柱状;关节胞子呈柱状,厚壁,大小为(2~4) μm×(3~6) μm,呈互生状生长;在关节胞子之间有一空细胞,彼此分开,具有特征性。酵母相的结构同直接镜检。

粗球胞子菌和 *C.posadasii* 两个种形态学一致,只能通过基因分析和在高盐浓度存在时生长率不同(*C.posadasii* 生长更慢)来区别。

5.巴西副球胞子菌

(1)直接镜检:可疑标本 KOH 涂片,可见一个或多个芽生胞子以细颈与圆形母细胞相连,呈典型的驾驶轮形,大小不等,直径为 10～30 μm,有时可达 60 μm,从母细胞上脱落的芽细胞直径为 2～10 μm。

(2)菌落形态:在 SDA 上(培养基内不宜加氯霉素或放线菌酮)25 ℃培养,生长缓慢。菌落小,一般直径为 1 cm,为白色或带棕色绒毛样生长,边缘整齐,背面棕黑色菌落不下沉,但表面可以开裂。在 BHI 上 37 ℃培养,为生长缓慢的酵母菌落,表面光滑或有皱褶。

(3)镜下结构:菌丝相除细长分隔菌丝外,有 3～6 μm 小分生胞子,陈旧菌落可见厚壁胞子。酵母相的结构同直接镜检。

6.皮炎芽生菌

(1)直接镜检:可疑标本 KOH 涂片可见圆形、厚壁、直径 8～18 μm 的单芽胞子,芽颈较粗,胞子呈圆形。

(2)菌落形态:在 SDA 上 25 ℃培养,初为酵母样薄膜生长,后为乳白色菌丝覆盖,背面淡棕色。在 BHI 上 37 ℃培养,可长成奶油色或棕色酵母样菌落,表面有皱褶。

(3)镜下结构:菌丝相可见许多圆形和梨形直径为 4～5 μm 的小分生胞子,直接从菌丝或分生胞子柄上长出,陈旧培养可见间生厚壁胞子。酵母相与直接镜检相同,但可见短菌丝或芽管。

(五)药敏试验

可采用 CLSI 的 M38-A3 丝状菌药物敏感性检测方案,来检测双相真菌菌丝相的体外药物敏感性。绝大多数双相真菌的药敏试验折点尚未确定。

四、检验结果的解释和应用

(一)真菌培养结果解释和应用

由于双相真菌很少在人体定植,一般分离自人体标本的双相真菌均有临床意义。特别是从血液、骨髓、穿刺液、脓液和肺组织中分离出的双相真菌一般认为是感染菌,涂片细胞学检查为合格的痰标本,且在初始分离培养基上呈优势生长,可认为是有意义的感染菌。

(二)药敏试验结果解释和应用

1.胞子丝菌

伊曲康唑、泊沙康唑、特比萘芬和两性霉素 B 对胞子丝菌的菌丝相和酵母相均有抗菌活性。特比萘芬对孢子丝菌的菌丝相和酵母相药敏试验的结果一致。伊曲康唑、伏立康唑和两性霉素 B 对孢子丝菌的菌丝相 MIC 值明显高于酵母相,尤其伊曲康唑差别最大,提示对伊曲康唑、伏立康唑及两性霉素 B 最好选择酵母相来进行体外药敏试验,所得结果可能与临床疗效一致性较好。此外,伊曲康唑与米卡芬净、伊曲康唑与特比萘芬的体外联合药敏试验显示具有良好的协同作用。

2.马尔尼菲青霉

马尔尼菲青霉对两性霉素 B、伊曲康唑及伏立康唑高度敏感,对氟康唑敏感性较低。米卡芬净对马尔尼菲青霉的菌丝相抑菌活性强,但对孢子相则较弱。

3.组织胞浆菌

组织胞浆菌对两性霉素 B、伊曲康唑、氟康唑、伏立康唑、泊沙康唑敏感,米卡芬净对组织胞浆菌的菌丝相抑菌活性强,但对孢子相则较弱。

4.球胞子菌

球胞子菌对两性霉素 B、伊曲康唑、氟康唑、伏立康唑、泊沙康唑敏感,米卡芬净对粗球胞子菌的菌丝相抑菌活性强,但对孢子相则较弱。

5.副球胞子菌

副球胞子菌对两性霉素 B、伊曲康唑、氟康唑、伏立康唑、泊沙康唑敏感。

6.皮炎芽生菌

皮炎芽生菌对两性霉素 B、伊曲康唑、氟康唑、伏立康唑、泊沙康唑敏感,米卡芬净对皮炎芽生菌的菌丝相抑菌活性强,但对孢子相则较弱。

第六章　病毒学检验

第一节　流行性感冒病毒检验

一、病原学

流行性感冒病毒(influenza virus,IFV)简称流感病毒,属正黏病毒科流感病毒属,单股负链 RNA 病毒。根据其核蛋白(nucleoprotein,N)及基质蛋白(matrix protein,M1)的不同分为甲、乙、丙型。甲、乙、丙 3 型流感病毒均可使人致病,但甲型流感的致病力最强且容易引起大流行。甲型流感病毒呈多形性,其中球形直径 80～120 nm,丝状,可长达 400 nm,被分为 8 个不同分子量的节段。禽流感病毒(avian influenza virus,AIV)属于甲型。根据甲型病毒表面的血凝素(haemagglutinin,HA,16 个亚型)和神经氨酸酶(neuraminidase,NA,9 个亚型)蛋白的不同可将甲型流感病毒分为 144 种亚型。所有的甲型流感病毒均对禽致病,如高致病禽流感 H5N1、H7N7 及 H7N9 等。感染人的甲型流感病毒主要亚型的有 H1N1、H3N2、H1N2、人感染禽流感 H5N1、人感染禽流感 H7N9 等。

流感病毒在加热 56 ℃30 分钟或煮沸数分钟后即可灭活。病毒对脂溶剂敏感,并可被紫外线、甲醛、氧化剂(如过氧乙酸)、卤素化合物(如漂白粉及碘剂)等灭活。

流感病毒基因组共编码至少 10 种蛋白(PA、PB1、PB2、H、N、M1、M2、NS1 和 NS2 等)。RNA1～3 分别编码 PB2、PB1 和 PA 3 种 RNA 聚合酶,3 个 P 基因都与表型变异有关。与 DNA 聚合酶相比,RNA 聚合酶缺乏校正和修复功能,每个核苷酸在每个复制周期中的突变率较高。另外,流感病毒宿主种类繁多,而且分段的基因组复制周期短,感染频率高,因此在感染和复制过程中极易发生变异,产生新毒株或新亚型(变种),这在甲型流感病毒中表现得最为突出。这种快速而持续的变异,使得机体免疫系统不能对流感病毒产生长期的免疫力,从而导致流感的反复流行。

关于流感病毒感染生物,原则上不同物种之间因病毒受体不同而不交叉感染。有些物种如猪,其体内存在禽和人两种流感病毒受体,AIV 与人流感病毒均可感染猪,而猪可作为 AIV 感染人的中间宿主。低致病力毒株有可能重排成高致病力毒株。研究显示,1957 年(H2N2)和 1968 年(H3N2)引起人类流行的流感病毒均是通过人和禽流感病毒重排而形成的新亚型。而引起人 H5N1 的禽流感 AIV 与引起 1918 年流感的高致病性病毒相似,是一种完全适应人类的禽流感病毒,并未发现其在中间宿主与感染人类的过程中发生流感病毒的基因重排,由此说明 AIV 不经重排可以直接感染人类。

二、致病性

1933 年等首次从人分离到甲型流感病毒,乙型和丙型流感病毒分别于 1940 年和 1947 年被发现。甲型流感病毒的宿主范围广泛,除可感染人引发世界性流感大流行外,还可感染其他种属的动物,如禽类、马、猪和海豹等,在动物中广泛存在而导致动物流感流行并可造成大量动物死亡,危害程度最大。其中猪的感染在流行病学传播中最有价值。乙型和丙型则主要感染人,一般呈小型流行或散发,危害程度较小。

流感病毒引起的流感为急性呼吸道传染病,具有突然暴发、迅速蔓延、波及面广的特点。传染源为流感患者和隐性感染者。人类流感的传播方式包括吸入传染性飞沫、直接接触或有可能通过(污染物)间接接触,将病毒自我接种到上呼吸道或结膜的黏膜上。由于流感病毒抗原性变异较快,所以人类无法获得持久的免疫力,人群普遍易感,多发于青少年。病毒侵入呼吸道上皮细胞,几小时内开始复制,产生大量病毒。病毒复制通常局限于呼吸道上皮细胞,一般不发生病毒血症。成人从症状出现前 24 小时到 7 天具有传染性。儿童携带病毒时间更长,传染期>10 天,严重免疫缺陷者可携带病毒几周甚至几个月。发病 2 周后血中出现 H 和 N 抗体,包括 IgM、IgA 和 IgG,4~7 周滴度达到高峰后缓慢下降,几年后仍可检测到。流感一般预后良好,常于短期内自愈。个别患者可并发鼻旁窦炎、中耳炎、喉炎、支气管炎、肺炎等。死者大多为婴幼儿、老年人和合并有慢性基础疾病者。

本病除散发外,易发生暴发、流行、大流行甚至世界性大流行。流感流行具有一定季节性。我国北方每年流感活动高峰一般均发生在当年 11 月底至次年的 2 月底,而南方除冬季活动高峰外,还有一个活动高峰(5～8 月份)。然而,流感大流行可发生在任何季节,传播迅速,流行范围大,患病率高,病死率高,无显著年龄差别。

流感在人类历史上已存在很长时间,早在 1580 年就有了全球性流感流行的记录。在20 世纪共有 4 次流感暴发,即 1918－1920 年的西班牙流感(H1N1)、1957 年的亚洲流感(H2N2)、1968 年的我国香港地区流感(H3N2)和 1977 年的俄罗斯流感(H1N1 再次暴发)。

三、实验室检查

流行病学资料是诊断流感的主要依据之一,并结合典型临床表现可做出临床诊断。但在流行初期、散发或轻型的病例诊断比较困难,确诊需依据实验室检查。

(一)标本采集

标本的采集时间非常重要,发病 4 天内采集的呼吸道标本阳性率最高。对儿童发病 5 天采集的标本进行检测仍然有效。可采集各种类型呼吸道标本,包括鼻拭子、鼻咽拭子、鼻咽抽提物、鼻洗液和口腔含漱液等。鼻洗液和鼻咽抽提物比鼻、咽拭子更敏感。气管插入患者可采集气管吸出物和支气管灌洗液。标本放入无菌容器内,即刻密闭送检,要防止干燥和降解。同时采集间隔 2～3 周的急性期和恢复期双份血液标本用于血清学检测。

(二)病毒分离及鉴定

病毒培养不仅可用于病毒鉴定,还可进一步用于抗原和基因特性、药物敏感性试验和疫苗制备。MDCK 细胞是流感病毒培养常用细胞。为了避免病毒失活,需要将标本快速送至实验室。病毒感染导致的细胞病变效应是非特异性的。IFV 的确认试验可以在细胞培养 12～24 小时后,利用免疫荧光(immunofluorescence,IF)进行特异性单克隆抗体检测。血凝素(HA)试验和细胞培养上清液血凝素抑制(HI)试验或 RT-PCR 进行抗原分析确认 IFV 亚型。传统的培养方法费时,一般需要 2～10 天,常规流感诊断一般不使用此方法。

病毒分离是人流感确诊的金标准。但是病毒分离的实验条件要求较高,加之其有高致病性的危险,对毒株的检测及管理上要严格考虑生物安全措施。IFV 分离最好在生物安全 3 级或3 级以上的国家指定实验室进行。

(三)病毒特异性抗原检测

采用 IF 或酶免疫法(EIA)直接检测 IFV 特异性抗原,这些试验可检测

IFVA 和 B 或可区分类型（流感 A 或 B），而不能区分人甲型 IFV 亚型或禽流感亚型。IF 通过直接结合荧光染料的特异性抗体（直接免疫荧光法）或通过连接荧光染料的抗抗体（间接免疫荧光法）进行检测，可观察到特异性细胞内荧光。直接 IF 检测速度快，但不如间接 IF 敏感。试验中确保足够的呼吸道上皮细胞量非常重要，最好在发病早期采集标本。

(四)流感快速诊断试验

大多数为抗原检测，可在 30 分钟内获得结果，操作简便，不需专业人员，可在床旁进行，但成本昂贵。其敏感性低于直接 IF、病毒分离和 RT-PCR。实验特异性高，有假阴性可能，只能作为辅助检测，不能作为确诊或排除的依据。

(五)病毒核酸检测

RT-PCR 不仅具有很高敏感性，而且可用于区分亚型。根据已知甲型 IFV 亚型 H 和 N 序列设计引物，特异性扩增某一种亚型 RNA。如需要了解基因突变情况，可对 DNA 产物进行序列分析。分子生物学检测在人员、设施、试剂等技术上要求较高，一般认为同一患者采取不同部位标本（例如呼吸道及粪便）、同一患者不同时间的两份标本或同一份标本在两个不同实验室检测（最好其中之一为参考实验室）结果一致，临床结果才更为可靠。阳性结果可认为有确诊价值。为防止标本中 RNA 降解，采集标本后应尽快送检。RT-PCR 只能在有专业设备和专业人员的实验室进行，检测速度快，可同时检测大量标本。

(六)抗体检测

检测血清（或其他体液）中 IFV 特异性抗体，既可检测总抗体，也可检测特异性 IgG、IgA 或 IgM 抗体。HI 和补体结合（CF）耗时费力，难以标准化，但试剂价廉，可广泛应用。HI 比 CF 敏感，而且对于区分 HA 亚型更特异。EIA 比 HI 或 CF 敏感，其中 IgG 和 IgA 检测比 IgM 敏感，但不能显示近期感染。

四、结果解释及应用

病毒性疾病实验室的主要检测技术可分为以下两个方面：一方面直接检测病毒，如病毒分离及鉴定、病毒特异性抗原和病毒核酸检测；另一方面间接检测病毒诱导的机体免疫应答，目前主要是特异性抗体检测，尚无特异的细胞免疫反应检测方法。直接检测病毒是活动性感染的直接依据，定量检测参数有助于评价感染和疾病过程以及疗效。而抗体检测不太适合于急性感染早期以及病程和疗效的随访。

如果考虑早期采取抗病毒药物的治疗措施,可采用快速诊断实验。在医院感染控制中,流感早期诊断也可减少患者之间或健康工作人员与高危患者之间的感染传播等。

血清学检查对急性感染诊断价值较小,一般只能在发病 2~3 周后甚至更长时间才会有抗体出现,可用于近期感染患者诊断或者检测流感疫苗反应,抗体检测对于未曾患过流感的儿科患者价值更大。疾病急性期(发病后 7 天内采集)和恢复期(间隔 2~3 周采集)双份血清标本,后者抗体滴度与前者相比有 4 倍或以上升高,有助于确诊和回顾性诊断。仅有单次血清结果、从无到有的转变或 2 次同一水平抗体出现,只能证明感染,不能证明发病过程的存在。

要综合考虑敏感性、特异性、周转时间、重复性、易于操作和成本等方面的因素,从而决定选择何种试验进行检测。一般来说,直接检测技术如 RT-PCR 或免疫荧光法(IF)能够快速进行检测,比血清学和病毒分离敏感。血清学比 RT-PCR 成本低,但需要急性期和恢复期血清标本。感染的早期特异性诊断最好通过直接检测病毒获得,特别是呼吸道疾病。直接取患者呼吸道标本或肺标本,或者是将采集的标本接种到 MDCK 细胞培养过夜增殖后进行检测。和直接检测标本相比,病毒培养放大了病毒量,提高了敏感性。IFV 检测可以多种方法联合使用,提高了敏感性和特异性。

第二节　腺病毒检验

一、病原学

腺病毒(adenoviruses,ADV)是 1953 年由罗等人最先发现的,随后希勒曼和沃纳等从患者呼吸道分泌液中分离到同样的病毒。1956 年,国际病毒命名委员会根据恩德斯等人的建议将这类病毒命名为 ADV。

其呈无包膜的球形结构,其病毒粒子在感染的细胞核内常呈晶格状排列,每个病毒颗粒包含一个 36 kb 的线性双链 DNA,两端各有一个 100~600 bp 的反向末端重复序列(inverted terminal repeat,ITR)。ITR 的内侧为病毒包装信号,是病毒包装所需要的顺式作用元件。基因组包含早期表达的与 ADV 复制相关的 $E1$~$E4$ 基因和晚期表达的与 ADV 颗粒组装相关的 $L1$~$L5$ 基因。

线状双股 DNA 与核心蛋白形成直径为 60~65 nm 的髓芯,被包裹于衣壳内。衣壳呈二十面体对称,由 252 个直径为 8~10 nm 的壳粒组成,壳粒排列在三角形的面上,每边 6 个,其中 240 个为六邻体(非顶点壳粒),另 12 个为五邻体基底(顶点壳粒)。六邻体上的表位是诊断不同血清型的标准,它包括哺乳动物 ADV 属的抗原成分,是病毒体对免疫选择压力最敏感的部位。

ADV 是无包膜病毒,在低 pH 环境下可稳定存在,有很强的耐物理和化学试剂的能力。ADV 可耐受胃肠分泌物及胆汁,因此 ADV 可在胃肠内复制,并导致相应的临床症状。

二、致病性

ADV 可通过人、水、媒介物和器械传播。室温条件下,ADV 在污物中存在周期可达 3 周。ADV 在儿童和军营人员中易发生感染和大规模流行,大多数婴幼儿在出生后的 5 年内至少感染过 1 种 ADV 毒株。在过去的几年中,ADV 作为主要的病原体在免疫功能低下的宿主如艾滋病患者、免疫遗传缺陷的患者、实体器官和造血干细胞移植受者中,引起高发病率和病死率,其感染的主要流行株为 ADV-7 型。ADV 感染无明显的季节性,但冬春季相对较多。在这些患者体内常会出现细菌、真菌等微生物共感染的情况。艾滋病患者感染 ADV 会产生肺炎、肝炎、脑膜软化、肾炎、胃肠炎等并发症。

5%~10% 的儿童和 1%~7% 成人呼吸道感染是 ADV 感染,主要症状有发热、咽喉炎、扁桃体炎、咳嗽、咽痛,大多病例还会伴随胃肠道症状。免疫功能正常的患者,ADV 感染为自限性,2 周内症状缓解或消失,且会诱导机体产生特异性免疫。

ADV 感染可致胃肠道症状(尤其是婴幼儿),在病毒性胃肠炎中 ADV 检出率为 0.8%~14.0%。70% ADV 性胃肠炎由 ADV-40 和 41 型引起,其他血清型如 ADV-1、2、3 型等亦可引起腹泻。ADV 胃肠炎广泛分布于世界各地,小儿发病情况仅次于轮状病毒,发病年龄以 0~2 岁为多,全年散发,夏季及冬末略多,潜伏期为 10 天左右。

ADV 感染也可引起尿路感染,尤其是接受造血干细胞移植和实质器官移植的患者。典型症状包括排尿困难、血尿、出血性膀胱炎和肾移植后功能不全。

在 ADV 持续感染过程中,其通过感染树突细胞(dendritic cells,DC)产生早期和晚期抗原来改变细胞表面标志,同时可通过感染单核细胞来抑制其分化为 DC,从而逃避 T 细胞的识别。在急性 ADV 感染恢复过程中,T 细胞介导的细胞免疫是很重要的,T细胞功能低下的患者感染ADV的概率非常高。研究显示,TNF-α、IL-6、IFN-γ在致命的ADV感染的儿童血清中含量高,而在轻度ADV感染者体内存在水平很低。体液免疫在ADV感染的免疫应答中亦起重要作用,有ADV血症的HSCT(造血干细胞移植)接受者在免疫应答清除病毒的过程中会产生高水平的血清特异性抗体。

ADV主要通过破坏细胞骨架中的中间丝结构释放其子代病毒颗粒,在病毒感染的末期,病毒水解细胞骨架蛋白K18,使之不能聚合并形成中间丝结构,由此导致被感染细胞裂解,释放病毒。

由于ADV的变异,2006年和2007年分别在北京和美国的14个州暴发了小范围的ADV流行,其中北京分离株3、7和11型ADV与GenBank中其他序列比较虽然有着较高的同源性,但是都有一定的核苷酸和氨基酸的变异,变异多发生在抗原决定簇密集的HVR_1区和HVR_7区。

三、实验室检查

(一)标本采集与处理

在患者发病1~2天的急性期采集标本,根据症状可采集鼻咽洗液、鼻咽拭子、眼结膜拭子、粪便、肛拭子、尿道或宫颈拭子、脱落细胞刮片、脑积液和血清等标本。由于病毒对热不稳定,采集的标本通常应放在低温环境以防病毒失活。盛放标本的容器及保护剂应当是灭菌且无核酸的,以防止污染。标本在4 ℃条件下进行运送,实验室收到标本后应立即处理,暂时无法处理的标本,应将初步处理后放−20 ℃或−70 ℃冰箱贮藏。

(二)病毒分离与培养

常用A549、Hep-2和HeLa细胞来培养临床标本中的ADV。除血清型40和41外,其他ADV血清型在人上皮细胞系上生长良好,细胞感染后会出现细胞圆缩和核内包涵体聚集成串等病变现象,其病变在2~7天可见,并可持续到28天。尽管细胞培养仍然是金标准,但对临床标本仍是不敏感,且比较慢,易受细菌和真菌的污染。

(三)电子显微镜

电子显微镜鉴别主要在科研机构使用,可依据粪便中存在的病毒颗粒(10^6~10^8/mL)诊断急性胃肠炎。

(四)组织病理学

依据肺的组织病理学特征可对ADV引起的肺炎加以鉴别。肺的组织病理学特征包括弥散性肺炎、支气管上皮细胞的坏死、单核细胞浸润的毛细支气管炎和透明膜的形成等,通过原位杂交、免疫组化和 PCR 可进一步进行病原学鉴定。

(五)抗原检测

常用来直接检测 ADV 在呼吸道和胃肠道的感染,较快速且灵敏度较高。常用免疫荧光和酶免疫分析,与细胞培养相比,免疫荧光所测 ADV 的灵敏性能提高40%~60%。其他直接测定抗原的方法包括免疫层析法和乳胶凝集法。研究证实,与细胞培养检测方法相比,使用免疫层析试剂盒所测定的灵敏度可达90%。

(六)分子生物学

分子生物学技术用来检测 ADV 基因组,方法敏感,当患者体内病毒载量较低或需要快速的检验结果时更为适用。最近几年分子生物学的方法在临床运用越来越多,常选择与六邻体基因、纤突基因或病毒相关的 RNAI 和Ⅱ作为 PCR 引物,PCR方法包括常规的 PCR、real time-PCR。常规的 PCR 是一种定性分析的方法,需要1~2 天的时间,而 real time-PCR 可以在数小时内定量分析出结果。扩增后也可以进行序列测定。德国的 Madischiw 等结合了普通 PCR 或者定量 PCR 与测序技术,发明了一种两步诊断法。测序是对核酸序列最全面、直观的反映。

四、结果解释及应用

细胞培养和电子显微镜分析由于费时费力,实验条件要求高,故较少在临床应用,而病理分析由于敏感性较低和对患者损伤较大临床也较少采用。抗原检测和病毒核酸检测一般用于急性期的感染诊断,这时病毒暴发式增长,检测抗原有助于临床确诊。

分子检测多用于疾病早期或 ADV 的分型诊断,在疾病早期由于病毒载量较低,尚未引起免疫系统产生特异性抗体,血清学诊断意义不大,而分子检测可以针对非血标本,有效检出早期感染并对病毒进行明确分型,为临床治疗提供明确依据。

第三节　人轮状病毒检验

一、病原学

人轮状病毒(human rotavirus,HRV)属于呼肠孤病毒科轮状病毒属,呈球形,双链 RNA 病毒,约 18 kb,由 11 个节段组成,外有双层衣壳,每层衣壳呈二十面体对称。内层壳粒呈放射状排列,与薄而光滑的外层衣壳形成轮状,故名轮状病毒(RV)。完整病毒大小为 70～75 nm,无外衣壳的粗糙型颗粒为50～60 nm。具双层衣壳的病毒有传染性。每个节段含有一个开放读码框(ORF),分别编码 6 个结构蛋白(VP1～VP4、VP6、VP7)和 5 个非结构蛋白(NSP1～NSP5)。根据 VP6 组特异性,将 RV 分为 A～G 共 7 个组,根据 VP6 亚组特异性,又将 A 组分为 Ⅰ、Ⅱ、(Ⅰ+Ⅱ)、(非Ⅰ非Ⅱ)等 4 个亚组。A 组最常见,是引起婴幼儿腹泻的最主要原因,HRV 疫苗也是根据 A 组设计。以 VP4 的抗原性将 A 组 RV 分为 21 个 P 血清型(P1～P21,常见的有 P1A、P1B、P2、P3、P4 等)。VP7 为糖蛋白,是中和抗原,具特异性,以其抗原性将 A 组分为 14 个 G 血清型(G1～G14)。

目前把具有共同群抗原的 HRV 归为 A 组 HRV,而其他不具有这种群抗原的 HRV 称为非 A 组 HRV。我国发现的成人腹泻 HRV 属 B 组,但是 1988－1989 年从腹泻患者中又发现 C 组 HRV,该组病毒仅在少数国家发生过几例。目前引起世界流行的 HRV 主要是 A 组 HRV,B 组仅在我国有报道。

HRV 对理化因子的作用有较强的抵抗力。病毒经乙醚、氯仿、反复冻融、超声、37 ℃1 小时或室温(25 ℃)24 小时等处理,仍具有感染性。该病毒耐酸、碱,在 pH 为 3.5～10.0 的环境中都具有感染性。95% 的乙醇是最有效的病毒灭活剂,56 ℃加热 30 分钟也可灭活病毒。

二、致病性

HRV 胃肠炎是一种全球性疾病,发病具有季节性。几乎每个儿童在5 岁前都感染过 HRV。在发展中国家和发达国家,HRV 感染都是一个重要的健康和公共卫生问题。

HRV 属是婴幼儿腹泻的主要病原,全世界因急性胃肠炎而住院的儿童中,有 40%～50% 为 HRV 感染所引起。全球每年因 HRV 感染而死亡的儿童超过50 万,约占所有 5 岁以下儿童死亡数的 5%。1973 年研究者通过电镜检查描述HRV,1983 年我国病毒专家洪涛等发现了成人腹泻 HRV(adult diarrhea rotavirus,ADRV)。

HRV 胃肠炎患者是重要的传染源,主要经粪-口途径传播。潜伏期为1～7 天,一般在48 小时以内。HRV 侵入人体后在小肠(特别是十二指肠和上段空肠)绒毛上皮细胞中复制,并随粪便大量排出。一般于发病后 8 小时内可从粪便中查出 HRV,但以发病后第 3 天或第 4 天排出 HRV 量最大,患儿排出 HRV 可持续 12 天以上。

人对 HRV 普遍易感。6 个月以内婴儿由于母传抗体的保护作用,发病较少。以后通过隐性感染或发病,抗体维持在一定水平。HRV 感染后引起肠道局部和血清抗体反应,HRV 两个亚组间无交叉保护作用。

三、实验室检查

(一)标本采集处理

采集发病早期 5 天内的腹泻粪便,水样便可用吸管吸至塑料或玻璃容器内,密封后送实验室。称取粪便加 9 倍量 PBS 制成 10% 的悬液,3 000 r/min 离心 10 分钟后取上清液冻存。

(二)电镜或免疫电镜检查

取便提取液超速离心,取沉渣经磷钨酸染色电镜观察,或进行免疫电镜观察,由于病毒颗粒聚集而易被检出。电镜下常见病毒颗粒,大小为 60～80 nm,有双层壳,核心呈放射状,类似车轮排列,此为完整病毒颗粒,也可见空心的或不完整病毒颗粒。

呼肠孤病毒和 HRV 的形态相似,电镜下需加以区别:HRV 内衣壳的壳粒为棍棒状,向外呈辐射状排列,构成内衣壳,外周为一层由光滑薄膜构成的外衣壳,故而病毒表面光滑;相反,呼肠孤病毒内衣壳的壳粒接近球形或呈短棱柱状,外衣壳的壳粒清楚可见,故整个病毒的表面呈粗糙颗粒状。HRV 的核心较小,直径为 37～40 nm,而呼肠孤病毒的核心较大,直径为 40～45 nm。

(三)病毒分离培养

用原代猴肾细胞和传代非洲绿猴肾(MA104)分离病毒的粪便标本,用胰酶预处理(10 μg/mL)并在培养液中也加入胰酶(0.5～1.0 μg/mL),有利于病毒生长。37 ℃ 旋转培养。一般无细胞病变(CPE),当经过几代培养后也可出现 CPE。

(四)抗原检测

常用 ELISA 双抗夹心法,用组特异性单抗和亚组血清型特异性单抗配合使用,可检出 A 组 HRV,并判定亚组和血清型。ELISA 有大约 5% 的假阳性,系粪便中类风湿因子所致,此假阳性可用阻断试验加以克服。也可选用乳胶凝集试验,以组特异性抗体吸附乳胶颗粒,加粪便抽取液进行反应。具有较好特异性,但不及 ELISA 敏感,必须在粪便中含有大量病毒颗粒(10^7/g 以上)时,乳胶凝集试验才出现阳性结果。

(五)抗体检测

在急性期可从十二指肠分泌液中查出 IgM 和 IgG,6～12 个月消失。感染后第 4 天至 6 个月,可从感染的人粪便中查出 IgA 抗体。在原发感染的急性期早期出现血清 IgM 抗体,5 周内消失。血清 IgA 抗体在感染后第 1 周出现,2 周达高峰,持续 4 个月。血清 IgG 抗体在感染后1～4 周缓慢上升,以 30～45 天滴度最高,维持 12～15 个月。血清中和抗体在感染后 2 周内出现,有型的特异性。感染后 2 周血清补体结合抗体达高峰,一年内下降。

(六)病毒 RNA 检测

将标本或感染的培养物冻融处理后,经差速离心、蔗糖密度梯度离心制备病毒样品后,从 HRV 中提取 RNA 进行聚丙烯酰胺凝胶电泳(polyacryamide gel electrophoresis,PAGE)后银染,根据病毒 RNA 节段的数目及电泳图式即可作出判断。可用于直接检测 HRV 感染,并同时能鉴定出病毒基因组,是研究 HRV 分类学和流行病学的最常见方法。

(七)核酸杂交及 PCR 技术

核酸杂交一般用地高辛等标记组特异性探针(VP6 基因)或型特异性探针(VP4 或 VP 基因型特异性序列)检测 HRV-RNA。PCR 技术既可以用于诊断,又可用于分型。由于扩增 RV 的 RNA 基因片段首先需将特异片段反转录成 cDNA,但由于粪便中存在某些抑制反转录的物质,使该法的灵敏度受到一定影响。

(八)快速检测

HRV 诊断试剂盒(胶体金法)、HRV 快速一步检测卡用于体外快速检测人粪便中 HRV 抗原定性检测方法,以电镜检测为参考,HRV 检测卡准确度为 94.4%、特异性达 95.8%。

四、结果解释及应用

对于 HRV 感染的诊断,除临床表现和季节分布特点外,实验室诊断是主要的。由于人和动物的 HRV 感染极为普遍,而动物的临床发病及其血清中的抗体效价又无明显的线性平行关系,因此,抗体测定在 HRV 感染的现症诊断上的价值不大,只能说明感染率。即使应用双份血清亦然。因为血清中 IgM 的含量与感染的关系比较密切,IgM 测定可能具有较大的现症诊断意义。

HRV 的人工培养是相当困难的,至今没有一株 HRV 能有效地在任何细胞或器官培养系统中繁殖,仅少数毒株已培养出,如人 HRV-Wa(血清型 I 代表株),Ⅱ亚组病毒能在猴肾原代细胞上生长。RV 敏感细胞是小肠黏膜上皮细胞,但此类高度分化细胞的培养十分困难。故临床实验室很少应用。

电镜法可根据其特殊形态快速作出诊断,然而此法受设备和操作人员所限,不适于大规模样品检测。PAGE 法特异性强,根据 HRV-RNA 基因组 11 个片段的电泳图谱,可以肯定阳性结果。此法实验设备和方法较简单,可检测大量标本,但应尽量避免标本中的 RNA 酶和材料的污染以及标本反复冻化和保存不当可导致标本中 RNA 降解,造成阴性结果。ELISA 敏感性高,实验设备和方法简单,甚至肉眼也可判定结果,适用于大规模样品调查。此法易受实验条件误差和凹孔板质量的影响而不稳定。上述 3 法的敏感性近似,均可作为检测 HRV 的常规方法。3 种方法各有特点,实验室可根据条件和实验目的选择使用。酶免疫试验最近已用于检测 B 组 HRV 感染。HRV 感染的血清学证据可用补体结合试验、ELISA 或免疫荧光试验、免疫黏附血凝试验、血凝抑制试验等进行检测。此外,核酸电泳和核酸杂交已逐渐成为常规技术,在诊断、鉴别诊断及分子流行病学研究中发挥重要作用。

第四节　肝炎病毒检验

一、甲型肝炎病毒

(一)生物学特性

甲型肝炎病毒(HAV)呈二十面体,病毒颗粒形成五聚物前体,十二个五聚物前体再以浓度依赖方式聚合成空衣壳。氯化铯浮力密度为 $1.32\sim1.35\ \mathrm{g/cm^3}$,沉降系数 156S。

HAV 的抵抗力较其他小 RNA 病毒强,耐热、耐酸、耐碱。60 ℃加热 $10\sim$ 12 小时后仍具有感染性,70 ℃加热 4 分钟可以灭活,85 ℃加热立即灭活。在 pH $2\sim10$ 能稳定存在,但当 pH$>$10 时,病毒可被灭活。该病毒对乙醚、氯仿具有抵抗力,氯铵 T、过氧乙酸不能使其灭活,而浓度 1 mg/L 次氯酸 30 分钟可以灭活病毒。此外,次氯酸钠、碘和高锰酸钾可以去除 HAV 的传染性。

目前世界上分离的 HAV 均为一个血清型,与肠道病毒特异性单克隆抗体或 cDNA 探针不发生反应,这对病毒抗原检测十分有利。人 HAV 毒株分为4个基因型(Ⅰ、Ⅱ、Ⅲ、Ⅶ),类人猿属于另外 3 种基因型(Ⅳ、Ⅴ 和 Ⅵ)。人中和性多克隆抗体与类人猿株存在交叉反应,所以认为来源于血清型(人)株的灭活疫苗或减毒疫苗具有保护和抵抗所有的人、猿 HAV 毒株的感染。

自然条件下,甲型肝炎病毒主要宿主为人类、黑猩猩、鹰面猴、短尾猴及南美绒猴等灵长类动物,灵长类动物感染 HAV 的自然反应过程与人类相似,临床表现较轻,病毒及其抗原通常可以在血清、肝、胆囊及粪便中检出。

(二)致病性

HAV 主要通过粪-口传播,传染源多为患者,HAV 随患者粪便排出体外,污染水源、食物、海产品(如牡蛎、毛蚶等),可造成散发或大流行。甲型肝炎的潜伏期为 15~50 天,平均 28 天。病毒在患者血清转氨酶升高前 5~6 天就存在于患者的血液和粪便中。粪便排毒可持续 2~3 周,随着血清中特异性抗体的产生,血清和粪便的传染性逐渐消失。典型的甲型肝炎常有明显的黄疸前期、黄疸期及恢复期,甲型肝炎预后良好,不转成慢性肝炎,急性重型肝炎少见。IgM 在感染急性期和恢复早期出现,IgG 在恢复后期出现,并可维持多年,且对同型病毒再感染有免疫力。

(三)微生物学检测

1.标本的采集、处理和保存

采用标准的血清分离和储存方法能够保证 HAV-IgM、HAV 总抗体检测的准确性。4 ℃保存 3 周,抗体滴度可保持稳定。须在症状出现前 2 周至症状出现后数天采集粪便标本。在少数情况下,特别是在婴儿,粪便排毒时间可能延长。粪便标本可用含 0.02% 叠氮钠的磷酸盐缓冲液配制成 20% 的匀浆。肝活检标本可用于免疫荧光或电镜检测 HAV 抗原或者病毒颗粒,也可采集唾液或胆汁用于检测病毒抗体。

2.标本直接检测

(1)电镜检测病毒颗粒:应用电镜直接检测病毒在临床上并不实用,因为粪便标本中的病毒浓度极低,且容易被其他颗粒性物质掩盖而干扰电镜的观察。采用琼脂糖浓缩病毒法、聚乙二醇沉淀法和超速离心浓缩法可提高标本中的病毒浓度,从而提高病毒的检出率。一般认为,标本液中达到每毫升 10^7 个病毒颗粒时,电镜检查最为合适。

免疫电镜技术(IEM)利用特异性抗体与病毒颗粒表面抗原结合,通过标记的抗体或形成病毒-抗体免疫聚集物,从而区分病毒成分与形态上相似的颗粒。免疫电镜的敏感性为每毫升$10^5\sim10^6$个病毒颗粒,因而成为鉴定 HAV 的首选方法。

(2)抗原检测:最早使用的是放射免疫技术(RIA),由于放射免疫技术需要特殊的设备以及有核素的污染等问题,现基本上已被酶联免疫技术所取代。采用硝基纤维素膜(NC)作为非特异性抗原捕获的高效固相载体,即 NC-ELISA 法,可以提高 HAV 抗原的检测水平,能检测 1 ng 的 HAV 蛋白,相当于 1.5×10^4个病毒颗粒。此外,可以应用免疫荧光法测定组织培养细胞中的 HAV 抗原,能对组织细胞中的抗原进行鉴定和定位。

(3)检测核酸:①核酸杂交,核酸杂交方法检测 HAV RNA 比 RIA 或 ELISA 检测 HAV 抗原的敏感性高出 4~10 倍。HAV 特异性单股 RNA 探针的点杂交技术已经用于检测环境中的 HAV;②RT-PCR,通过对扩增后的 PCR 产物进行分析后发现,来自不同地方的分离株在 RNA 序列上存在 15%~25% 的差异,而将各分离株分为 7 个基因亚型。

3.抗体检测

(1)HAV-IgM 的检测:HAV-IgM 的检测是目前急性甲型肝炎最为常用和可靠的血清学诊断方法。目前临床上较常用的是捕获法,该法可以消除血清中 IgG 的干扰,敏感性和特异性均较高。

(2)HAV 总抗体的测定:所测定的免疫球蛋白包括 IgM、IgG 和 IgA。HAV 总抗体在急性期为阳性并持续呈阳性,若 HAV-IgM 阴性而 HAV 总抗体阳性表明既往有 HAV 感染,并获得免疫力。在新近接受输血患者、新生儿(6 个月以内)以及频繁使用免疫球蛋白者体内都有可能出现 HAV 总抗体阳性。采集患者早期和恢复期的血清,采用 ELISA 或其他方法检测双份血清中 HAV-IgG 或总抗体,如果特异性抗体的效价有明显升高,也表明近期感染。

二、乙型肝炎病毒

乙型肝炎病毒(HBV)是引起人类乙型肝炎的病原体,属嗜肝病毒科,正嗜肝病毒属。

(一)生物学特性

电镜检测感染 HBV 的人血清,可观察到 3 种不同的病毒形态。

(1)球形颗粒

球形颗粒为非传染性颗粒,直径为 17~25 nm,由 S 区编码包膜蛋白,即乙型肝炎病毒表面抗原(HBsAg)组装而成,在血清中含量最多,在某些血清中可达到 10^{13}/mL。

(2)管状或丝状颗粒

管状或丝状颗粒长度差异较大,但直径与球形颗粒相近,主要由 HBsAg 组成,但也有少部分带有前 S2 及极少前 S1 抗原。

(3)Dane 颗粒

Dane 颗粒是 HBV 的完整形态,具有双层衣壳,直径为 40～48 nm,是由 David Dane 于1970 年首先发现。其外衣壳相当于包膜,由脂质双层和蛋白质组成,约为 7 nm,HBsAg 镶嵌在脂质双层中,核衣壳是一个直径为 25～27 nm 的高电子密度的核心,含有核心抗原(HBcAg),部分双链 DNA 以及 DNA 聚合酶。患者血清中含量为 10^4～10^9/mL。

完整的病毒颗粒在 CsCl 中的密度为 1.22 g/cm³,球形颗粒为 1.18 g/cm³。HBV 对理化因素有较强的抵抗力,病毒在30～32 ℃可存活 6 个月以上,−20 ℃可存活 15 年。在煮沸>2 分钟、121 ℃高压 20 分钟或 160 ℃干热 1 小时可以破坏病毒的感染性。0.25％的次氯酸钠作用3 分钟可以破坏 HBsAg 的抗原性和感染性。但是 HBV 的感染性并不一定和其抗原性相一致,在乙醇、酸(pH 2.4 至少 6 小时)和加热(98 ℃1 分钟或 60 ℃10 小时)作用后,病毒的感染性被破坏而免疫原性和免疫反应性仍然完好。

HBV 有 10 种主要的血清型。我国汉族则以 adr 为主,而少数民族则多为 ayw 型。HBV 亚型在感染后不发生改变,因此进行亚型测定有助于追踪传染源。

HBV 感染宿主具有明显的种属特异性,人 HBV 的易感宿主只局限于人、黑猩猩及恒河猴等高级灵长类动物。以黑猩猩建立的动物模型在研究病毒的灭活、疫苗的安全性和有效性、免疫病理及血清流行病学方面起了重要的作用。目前人们已经初步建立了人原代肝细胞和肝癌细胞以及 HBV 转染细胞系的体外细胞模型。

(二)致病性

HBV 是引起慢性肝炎、肝硬化和肝癌的主要原因,其在全世界广泛流行。据 WHO 预测全世界约有 20 亿人口曾经感染过乙型肝炎,2000 年调查显示全世界共有 3.5 亿 HBV 携带者,以亚洲和非洲人占绝大部分。

HBV 通过破损的皮肤和黏膜侵入机体,传染源是 HBV 的携带者和乙型肝炎患者的血液、唾液、精液和阴道分泌物。HBV 的传播途径大致可分为血液、血制品、性及母婴传播。HBV 感染的潜伏期较长,大多数为 6～16 周。80%～90%的人感染 HBV 后不出现临床症状。少数感染者首先出现 HBsAg 抗原血症,然后出现急性肝炎的临床症状。大部分的感染者 6 个月内清除病毒,但有 5%～10%的感染者成为持续感染者或慢性肝炎。有部分 HBV 持续感染者可发展为原发性肝癌。

(三)微生物学检测

1.标本的采集、处理和保存

对于乙型肝炎患者,临床上常采集血液标本。HBV 的血清标志物稳定性好,一般无需特殊处理。如果测定在 5 天内进行,应于 24 小时内分离血清或血浆,存放于 2～8 ℃。如果测定要在 5 天后进行,则分离的血清或血浆必须冻存。肝素化或者溶血的标本有时会引起酶免疫反应(EIA)假阳性反应,应予避免。

用作核酸分析的标本,应在 6 小时内处理,在 24 小时内检测,否则应存放于-70 ℃。血清更适合 PCR 试验,但枸橼酸盐或 EDTA 抗凝血浆同样适用。肝素抗凝血浆不适合用作 PCR 测定,因为肝素会和 DNA 结合,干扰 Tag 聚合酶作用,抑制反转录反应,导致 PCR 假阴性。当只有肝素抗凝标本时,可用肝素酶对标本进行处理(每微克 DNA 加入 1～3 U 肝素酶 I,在 5 mmol/L Tris pH 7.5 和 1 mmol/L $CaCl_2$ 中 25 ℃作用 2 小时),可以保持样本能够成功地进行 PCR 扩增。

经过处理的标本或者未分离血清的标本,如果能在 24 小时内送达,则可在室温下运送,但在干冰下更好。HBV 具有高度的感染性,在标本的采集、处理和运送时务必加以充分防护。

2.血清标志物的检测

临床实验室目前主要依靠血清学的方法检测 HBV 血清学标志物,包括 HBsAg 和抗 HBs、HBeAg 和抗 HBe 以及抗 HBc,即俗称"两对半",诊断 HBV 感染。血清学方法以 RIA 和 ELISA 最为敏感,由于 RIA 存在核素污染问题,目前 ELISA 更为常用(表 6-1)。

3.前 S1 抗原检测

目前主要采用 ELISA 检测前 S1 抗原。前 S1 抗原是 HBV-DNA S 区的 *Pre-S*1 基因编码产物,具有高度的免疫原性和特异性,前 S1 抗原不仅是 HBV 感染的标志,还是 HBV 复制的标志,在 HBV 感染、复制的早期即可检出。在部分发生 Pre-C 区变异导致 HBeAg 阴性的血清仍可检出前 S1 抗原,其检出灵敏度高于 HBeAg,且比 HBeAg 更敏感地反映 HBV 复制。前 S1 抗原可用于献血员的常规筛选检测,以减少输血后肝炎的发生。

表 6-1　HBV 血清标志物的检测原理

血清学方法	检测原理(RIA 或 EIA)	支持系统类型	吸附的试剂
HBsAg	夹心法	小珠,微孔	抗 HBs
HBeAg	夹心法	小珠,微孔	抗 HBe
抗 HBe	夹心法	小珠,微孔	HBsAg
HBc-IgM	夹心法(改良)	小珠,微孔	抗 IgM
抗 HBc	竞争结合法	小珠,微孔	HBcAg
抗 HBe	竞争结合法	小珠,微孔	抗 HBe

4.核酸检测

血清中存在 HBV-DNA 是诊断 HBV 感染的最直接证据,可采用核酸杂交法或 PCR 法定性或定量检测。

斑点印迹杂交作为一种杂交技术可用于分析人血清和组织的 HBV-DNA 序列,可以在24 小时内检测到 0.1～1.0 pg 的 HBV-DNA。

采用 PCR 技术可以在 HBsAg 出现前 2～4 周检出 HBV-DNA,可检测出低至每毫升 10 个 HBV-DNA 血清。目前临床上较常见的方法是实时定量 PCR。PCR 检测不仅可诊断 HBsAg 阴性的 HBV 感染,对于 HBV 感染者的传染性判断、研究 HBV 基因变异以及抗病毒治疗疗效的评价等都具有重要意义。

5.基因型和变异检测

(1)HBV 基因型检测。HBV 的基因型可能与感染的慢性化及感染后病情的转归有一定的关系。根据 HBV 全基因序列差异≥8％或 S 区基因序列差异≥4％,将 HBV 分为 A-H 8 个基因型。HBV 基因分型常用的方法:①基因型特异性引物 PCR 法;②限制性片段长度多态性分析法(RFLP);③线性探针反向杂交;④PCR 微量板核酸杂交酶联免疫法;⑤基因序列测定法等。

(2)HBV 变异检测。HBV 的 P 基因区存在基因变异(如 YMDD、YIDD 及YVDD 变异等)。某些药物治疗可促进变异产生,从而产生耐药性。HBV 耐药变异株常用检测方法:①HBV 聚合酶区基因序列分析法;②限制性片段长度多态性分析法;③荧光实时 PCR 法;④线性探针反向杂交法等。

6.病原体直接检测

免疫荧光、免疫组化和薄膜电镜等方法虽然不适用于临床实验室常规开展,但已经被广泛应用于检测 HBV 相关抗原或病毒颗粒,HBcAg 存在于靶细胞核内和胞质中,目前的检测技术尚不能在血清中检出 HBcAg,而免疫组化等方法可在组织切片上检测到。

7.检测结果的分析

(1)血清中 HBsAg 的存在表明有急性或慢性乙型肝炎或为无症状携带者。在典型的 HBV 感染中,HBsAg 在 ALT 水平发生异常的前 2～4 周和出现症状或黄疸的前 3～5 周即可检出,而 HBV-DNA 可在 HBsAg 出现之前检出。若 HBsAg 出现 6 个月以上则认为已向慢性乙型肝炎转化。

(2)抗 HBs 是 HBV 感染后主要的保护性抗体,它的出现说明病毒基本清除,是乙型肝炎痊愈的临床标志。检测结果分析(表 6-2)。

表 6-2　HBV 血清标志物的检测结果

血清标记物						
HBsAg	抗 HBs	抗 HBc	HBeAg	抗 HBe	解释	血液传染性
+	−	−	+	−	潜伏期或者急性乙型肝炎早期(症状前期)	高
+	−	+	+	−	急性或慢性感染,以 HBc-IgM 鉴别	高
+	−	+	−	+	乙型肝炎后期或者慢性感染	低
−	+	+	−	−	痊愈或者恢复期,有免疫力	无
−	+	+	−	−	痊愈,或免疫力	无
−	−	+	−	−	过去感染,但无法检出抗 HBs;"低水平"慢性感染;恢复早期	未知
−	+	−	−	−	疫苗接种或者前感染过	无

(3)抗 HBc 主要是 IgM 抗体,通常在 ALT 水平开始升高时出现,其抗体滴度的相对升高(>1∶1 000)为急性感染的证据。随后,不论疾病痊愈或转为慢性,升高的滴度则均会降低。

(4)HBeAg 是 HBV 复制指标之一,在潜伏期与 HBsAg 同时或在 HBsAg 出现数天后就可在血清中检出。HBeAg 持续存在的时间一般不超过 10 周,如超过则提示感染转为慢性化。HBeAg 转阴一般表示病毒复制水平降低、传染性下降,但 *Pre-C* 基因突变可产生 HBeAg 阴性的 HBV 感染。

(5)抗 HBe 可呈阳性,病毒仍复制活跃,病变持续进展。对于 HBsAg 阴性的暴发型肝炎应特别注意抗 HBc-IgM 和 HBV-DNA 的检查。

三、丙型肝炎病毒

丙型肝炎病毒(HCV)作为一种肠道外传播的非甲非乙型肝炎炎病毒(PT-NANB)于 1974 年由 Golafield 首先报告。由于 HCV 基因组在结构和表型特征上与人黄病毒和瘟病毒相类似,1991 年国际病毒命名委员会将其归为黄病毒科丙型肝炎病毒属。

(一)生物学特性

HCV 病毒体呈球形,直径<80 nm(在肝细胞中为 36～40 nm,在血液中为 36～62 nm),该病毒沉降系数为 140 S,在蔗糖中浮力密度为 1.15 g/mL,HCV 与黄病毒相似,对有机溶剂氯仿(10%～20%)敏感,甲醛(1∶6 000)处理、60 ℃加热 10 小时或煮沸、紫外线等可使其灭活。

HCV 基因组有明显的变异,而将 HCV 分为 6 个基因型和 80 多个亚型,不同基因型的致病性不同,我国的香港地区和澳门地区以 6 型为主。

人是 HCV 的天然宿主,体外培养尚未找到敏感有效的细胞培养系统,但黑猩猩对 HCV 很敏感,并可在其体内连续传代,因此黑猩猩成为目前唯一的理想动物模型。

(二)致病性

HCV 感染面广,呈全世界分布,发展中国家感染率高于发达国家。我国 HCV 感染率为3.2%,欧美国家感染率为 0.5%～2.0%。HCV 感染的传播途径主要是经血液传播,也可能存在其他传播途径如母婴传播、性传播和家庭内接触传播,但是有将近半数的感染传播途径不明确。HCV 病程复杂,既可有急性输血后肝炎,又可以呈慢性无症状携带,还可与其他肝炎病毒混合感染,其重要特征是感染极易慢性化并可发展为肝硬化,与原发性肝癌有密切关系。

(三)微生物学检测

1.标本的采集、处理和保存

HCV 抗体检测可以用血清或者血浆,标本只要常规处理即可。采集血浆标本可用 EDTA、枸橼酸盐或肝素钠,但是用于 PCR 检测的标本应避免使用肝素钠抗凝,因为肝素会干扰 Tag 酶活性,影响 PCR 结果。由于血液中存在高水平的 RNA 酶,采集到标本应尽快将血清或血浆从血液中分离出来,去除粒细胞等对病毒 RNA 的降解作用,分离后的血清或血浆应在 4～6 小时内冷藏或冻存,最好是－70 ℃冻存。

2.核酸检测

(1)RT-PCR 检测 HCV-RNA:先将从被检标本中提取的 HCV-RNA 反转录成 cDNA,以 cDNA 为模板,用外引物进行第一次扩增,再用第一次 PCR 扩增产物作为模板,用内引物进行第二次扩增,即可使标本中极其微量的 HCV 检出,此称巢式 PCR。RT-PCR 具有较好的敏感性,用于 HCV 的定性。

(2)bDNA 法测定 HCV-RNA:利用固定的寡聚核苷酸探针捕捉靶 RNA,随后与支链 DNA(bDNA)二级探针杂交。bDNA 与酶联三级探针结合,随后加入酶底物,产生的化学发光信号强度与靶 RNA 的量成正比。bDNA 法属于信号扩增,易于操作,适合定量检测 HCV-RNA。

3.HCV 抗体的检测

HCV 感染的患者由于血液中病毒含量很低,一般为 $10^2 \sim 10^3 / mL$,常规的方法不易检出 HCV 抗原。抗 HCV 是 HCV 感染后出现的特异性抗体,是 HCV 感染的标志,故检测抗 HCV 可用于 HCV 的病原学诊断。主要方法有 ELISA 和条带免疫法,其中条带免疫法是确认试验。

4.检验策略及结果分析

用来自 HCV 基因组克隆的抗原,以 EIA 或条带免疫法检测特异性抗体可进行 HCV 感染的诊断。如果两种方法呈阳性,HCV 感染的可能性很高,应进一步进行肝酶水平测定或肝活检。患者标本中发现 HCV-RNA 可以提示 HCV 活动性感染。在血清抗体阳转和 ALT 水平高峰出现之前,病毒感染量就达到高峰。血清产生抗体之后,血清病毒载量降低,经常可低于 RT-PCR 可检测的最低限。因此,EIA 或条带免疫法血清学检测阳性而 HCV-RNA 阴性不能排除 HCV 感染,应该随访。HCV-RNA 检测也可用于条带免疫法结果不能确定的 HCV 感染。抗体阳性而多次 RNA 检测阴性提示感染已经消除,在 HCV 感染患者中有 10%～20% 的发生率。

四、丁型肝炎病毒

丁型肝炎病毒(HDV)属于沙粒病毒科 δ 病毒属,于 1977 年由意大利学者 Rizzetto 发现,曾被称为 δ 因子。丁型肝炎病毒是一种缺陷病毒,复制时需要有嗜肝病毒如人 HBV 的参与。

(一)生物学特性

HDV 为单股环形负链 RNA 病毒,直径为 35～37 nm 的球形颗粒,外壳为嗜肝病毒的表面包膜蛋白抗原,核心含 HDV-RNA 及两种特异的丁型肝炎病毒抗原(HDAg),分别是 214 个氨基酸、分子量 27 kd 的 P27 和 195 个氨基酸、分子量 24 kd 的 P24。单独 HDAg 被 HBsAg 包装后可形成不含 HDV-RNA 的"空壳颗粒"。HDV 颗粒在 CsCl 中的浮力密度为 1.25 g/cm^3,沉降系数介于

HBsAg 和完整的 HBV 颗粒之间。HDV 可被甲醛溶液灭活,其灭活条件与 HBV 相同。

对全世界 HDV 分离株的遗传分析表明,至少存在 3 个遗传树特征的基因型,并有不同的地理分布和相关的疾病谱。我国 HDV 株属于基因型Ⅰ。

除人以外,HDV 还能引起黑猩猩、美洲旱獭、东方土拨鼠和鸭子的一过性感染。我国的一项研究利用 HDV/HBV 阳性血清感染体外培养的人胚胎肝细胞,建立了 HDV/HBV 感染人胎肝细胞的体外培养系统。

(二)致病性

HDV 是引起与 HBV 相关的急性和慢性肝病的亚病毒病原体。HDV 感染和疾病的模式在不同的流行地区有所不同。在美国,HDV 流行率低,传播途径主要通过静脉吸毒;在希腊和意大利的部分地区,流行率高,主要通过家庭传播;在发展中国家,20%或以上的 HBsAg 携带者感染 HDV。由于 HDV 是一种缺陷病毒,只有在 HBV 存在于肝内或同时侵入肝内才能建立感染。根据与 HBV 感染的关系,可将 HDV 感染分为同步感染和重叠感染两种类型。

(三)微生物学检测

1.HDAg 的检测

在急性丁型肝炎的早期,HDAg 滴度高,血清中也可检测到 HDAg。HDAg 外被 HBsAg 包裹,当用去污剂裂解后才被释放出来。HDAg 主要存在感染者的肝细胞核和胞质内,可用免疫组化检测。

此外,HDAg 可用免疫印迹法进行检测,此方法比 RIA 和 EIA 敏感。

2.HDV RNA 的检测

HDV RNA 的检测可用核酸杂交和 RT-PCR 法。检测 HDV-RNA 最敏感的方法依赖于 PCR 方法进行扩增,其基本方法与检测 HCV-RNA 的方法相同,该方法可测出 0.1 pg 肝组织内的 HDV-RNA。

3.HDV-IgM 和 HDV-IgG 的检测

用 EIA 或 RIA 检测血清中的抗 HDV,包括 IgM、IgG 和 HDV 总抗体,以协助急、慢性丁型肝炎的诊断。一般情况下,同步感染时 HDV-IgM 呈一过性阳性,随后出现 HDV-IgG,或者是出现一过性 HDV-IgM 而后不产生 HDV-IgG。重叠感染时则为持续 HDV-IgM 阳性和产生持续高效价的 HDV-IgG,或者是随肝组织损害程度而出现 HDV-IgM 的波动。最好的方法是当患者有急性肝炎,其血清中有 HBsAg 和抗 HDV 时,测定抗 HBc 的抗体类别有助于区别同步感染和重叠感染。因为在同时有急性 HBV 和 HDV 感染时，能检出 HBcAg-IgM，而在慢性 HBV 感染之后，再发生急性 HDV 感染时，抗 HBc 主要是 IgG 类。

HDV 感染的实验诊断方法特点及评价（见表 6-3）。

表 6-3 HDV 感染的实验诊断特点

标志物	检测方法	评价
肝组织 HDAg	免疫组化染色	诊断金标准
血清 HDAg	Western 印迹，RIA，EIA	仅用于研究用于急性丁型肝炎诊断
血清 HDV RNA	Northern 杂交，RT-PCR	非常敏感的标志物
肝组织 HDV RNA	Northern 杂交，RT-PCR，原位杂交，原位 PCR	仅用于研究
HDV 总抗体	EIA，RIA	如果存在，具有诊断价值
HDV-IgM	EIA，RIA	急性期效价高于慢性期

五、戊型肝炎病毒

戊型肝炎病毒（HEV）是目前经肠道传染的戊型肝炎的病原体，发现于 20 世纪 70 年代末期。最新的国际病毒分类系统将 HEV 的分类地位确定为野田村病毒科中的 HEV 属。

(一)生物学特性

电镜观察 HEV 有两种颗粒：空心颗粒和实心颗粒。前者为一种缺陷的不含完整的 HEV 基因组的病毒颗粒，后者为完整的病毒颗粒。HEV 表面有锯齿状缺蚀和突起，形似杯状。也有学者观察到 HEV 表面无突起，具有羽毛状外表，呈二十面对称体。HEV 的沉降系数为 $165 \sim 183$ S，在 CsCl 中的浮力密度为 $1.36 \ g/cm^3$，HEV 性状不稳定，对高盐、氯仿等敏感，在 $-80 \sim -70 \ ℃$ 条件下保存不稳定，在液氮中能长期保存，在中性偏碱环境中较稳定，Mg^{2+} 和 Mn^{2+} 对其有保护作用。

根据不同地区各克隆株核酸、氨基酸的同源性及遗传距离将世界上已经发现的 HEV 病毒株分为 7 个主要基因型。

目前，用于实验性感染 HEV 的动物主要有非人灵长类动物，其中较常用的：黑猩猩、绒猴、恒河猴等。体外细胞培养不易获得成功。

(二)致病性

HEV 主要通过粪-口途径传播，可能也会通过性传播和母婴垂直传播。

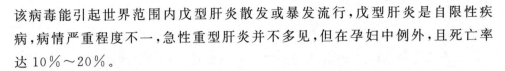

该病毒能引起世界范围内戊型肝炎散发或暴发流行,戊型肝炎是自限性疾病,病情严重程度不一,急性重型肝炎并不多见,但在孕妇中例外,且死亡率达 10%~20%。

(三)微生物学检测

1.标本的采集、处理和保存

(1)粪便标本:在疾病的早期采集,最迟也应当在出现黄疸的第一周内采集。标本应尽可能冷藏,干冰(-70 ℃)和液氮(-120 ℃)适合于可疑含 HEV 标本的保存和转运。

(2)血清标本:急性期血清中 HEV-IgM 最高,恢复期采集的血清,可用于检测 HEV-IgG,标本在 4 ℃可保存数日,-20 ℃可使病毒不被破坏,含 HEV 的标本应保存于-70 ℃以下。

2.检测方法

(1)ELISA:采用夹心法。急性期血清 HEV-IgM 阳性或恢复期血清 HEV-IgG 滴度比急性期血清高 4 倍以上,提示 HEV 感染。

(2)免疫电镜:用于检测急性期患者的粪便及胆汁中病毒抗原,因需要特殊设备且敏感度低,临床较少使用。

(3)免疫荧光法:用荧光素标记从患者恢复期血清中提纯的 HEV-IgG,可检测肝组织中戊肝病毒抗原。

(4)免疫印迹法:应用基因重组病毒多肽作为抗原建立蛋白印迹试验检测血清抗 HEV。本法的敏感性和特异性较其他方法高,可用作戊型肝炎的确诊手段。

(5)反转录聚合酶链反应法(RT-PCR)和套式反转录聚合酶链反应(NRT-PCR):检测胆汁、血清和粪便中 HEV-RNA。

3.结果的解释

在做出急性、新近或者过去 HEV 感染时,应考虑以下几点。

(1)临床标本(粪、胆汁、血清)中存在 HEV,表示 HEV 急性感染(主要在潜伏期末或黄疸的第 1 周)。如未检出 HEV,不能排除急性感染,因为许多患者检测不到病毒。对于戊型肝炎病毒感染低危险区的患者,须慎重解释阳性 PCR 结果,特别注意检测中污染的可能性。

(2)抗 HEV、HEV-IgM 表明急性或近期感染(感染几个月内)。用重组的多肽酶免疫技术检测 HEV-IgM,暴发区的许多患者结果阴性,因此,没有检出这些抗体不能排除急性感染。以重组多肽抗原检测抗 HEV,其特异性还不完全清楚。HEV-IgG 是 HEV 感染唯一的特异性标志,它们几乎在所有的急性感染患者中均可检测到,但不能确定感染何时发生。在急性戊型肝炎期间,抗 HEV 的抗体效价几乎总是最高,很少出现急性期和恢复期之间抗体水平的升高。没有检出抗 HEV 不能排除过去感染。

六、庚型肝炎病毒的检测

(一)生物学特性

庚型肝炎病毒(hepatitis G virus,HGV)是单股正链 RNA 病毒,基因组全长为 $9.1\sim9.4$ kb,目前暂定为黄病毒科丙型肝炎病毒属成员,与 HCV 的氨基酸序列有 27% 的同源性。HGV 颗粒的直径为 $50\sim100$ nm,包括两种类型,一种为极低密度($1.07\sim1.09$ g/cm³)病毒颗粒,另一种为密度为 1.18 g/cm³ 的核衣壳颗粒。根据基因差异分析,一般将庚型肝炎病毒分为 5 个基因亚型,其中多数为Ⅲ型。目前对 HGV 的理化性质了解甚少。

(二)致病性

HGV 主要经血传播,但也可能存在着其他非肠道传播的途径。有关 HGV 的致病性目前仍有较大争议。HGV 感染常合并 HBV、HCV 或其他病毒感染,故有学者认为 HGV 可能是一种辅助病毒。多数临床病理研究表明,肝脏可能不是病毒复制的主要场所,HGV 可能不是专一嗜肝病毒。

(三)微生物学检测

1.标本的采集、处理和保存
HGV 的采集、处理和保存方法可参考 HCV。

2.检测方法
检测方法主要有两种:一种是 ELISA 检测 HGV 抗体,采用 CHO 细胞表达的 HGV-E2 包膜抗原的 EIA 试剂已经开始应用于临床,另一种是用 RT-PCR 法检测 HGV-RNA,探针和引物来源于 5′-UTR、NS3 和 NS5a,两套引物的 PCR 平行检测可消除病毒变异而引起的假阳性。

大多数 EIA 抗体阳性患者 HGV-RNA 阴性,反之亦然,提示两者呈负相关。检测血清中 HGV-RNA 可以诊断急性和慢性感染。疾病的康复与 RNA 的消失以及 HGV-E2 抗体出现有关。

第五节 人类免疫缺陷病毒检验

人类免疫缺陷病毒(human immunodeficiency virus,HIV)1 型和 2 型(HIV-1,HIV-2)是艾滋病(acquired immunodeficiency syndrome,AIDS)的病原体。

一、生物学特性

(一)形态与结构

HIV-1 和 HIV-2 是反转录病毒科慢病毒属成员。它们是有胞膜的 RNA 病毒。电镜下病毒体呈球形,内核呈锥形,直径约 110 nm。HIV 具有独特的三层结构。其核心(最内层)为反转录酶相关的基因组-核衣壳蛋白复合物;该复合物外面为一层衣壳蛋白,由病毒结构蛋白(p24 或 p25)组成;最外层为宿主细胞膜脂蛋白包绕的包膜,其中镶嵌有 gp120 和 gp41 两种病毒特异的糖蛋白。

HIV 为正链双股 RNA 病毒,其基因组长度超过 9 kb,被结构蛋白包绕,构成核衣壳和基质外壳。后者附着有从宿主细胞膜上获得的脂质包膜,糖蛋白寡聚体插入该包膜中,可介导病毒对宿主的吸附和穿透。

如所有的反转录病毒一样,HIV 有一种特征性的酶即反转录酶(reverse transcriptase,RT),该酶从一种前体蛋白被另一种反转录病毒酶即病毒蛋白酶切割而被激活。RT 有 3 种不同的酶学功能:①RNA 依赖的 DNA 聚合酶;②RNA酶;③DNA 依赖的 DNA 聚合酶。HIV 感染宿主细胞后,RT 的不同功能依次为合成病毒 RNA 的 cDNA、消化掉 cDNA-RNA 异源双链中 RNA 和复制 cDNA 链服务。调控序列位于病毒 RNA 的两端(R-U5 位于 5′端,U3-R 位于 3′端)它们以互补并部分重复的方式产生所谓的"长末端重复序列"。它们都包含了 U3-R-U5,并位于病毒双链 DNA 的两个末端。dsDNA 与整合前复合物中的一些蛋白结合,迁移到细胞核,在那里它可以在第三种反转录病毒酶即整合酶的作用下整合入宿主基因中。整合入基因组的反转录病毒 DNA 被称为"原病毒"。

尽管宿主细胞的感染和原病毒的整合在很大程度上是由毒粒本身携带的蛋白介导,但是病毒 RNA、结构蛋白和酶的产生也与细胞内转录和翻译的相关酶有关,此外还涉及大量的病毒调控蛋白,如 Tat、Rev、Nef 和 Vpr。病毒颗粒被聚集到细胞膜上,仍然以不成熟的、无感染性的状态存在,以出芽的方式释放。为了完全成熟为有感染性的颗粒,病毒的 Gag 和 Gag-Pol 前体蛋白必须被 PR 裂解成不同的亚单位蛋白。

(二)培养特性

为了感染宿主细胞,毒粒必须与细胞膜上的病毒受体结合,对于 HIV 是 CD4。CD4 抗原主要存在于 Th 细胞及单核-巨噬细胞表面,故实验室中常用新鲜分离的正常人 T 细胞经 PHA 转化 3 天的培养细胞分离病毒。HIV 亦可以在某些 T 细胞株(如 Hp、CEM)中增殖。感染后细胞出现不同程度的病变,培养液中可测到反转录酶活性,而培养细胞中可查到病毒的抗原。当然,不是所有被 HIV 感染的细胞都表达可被检测的 CD4,如星形细胞。同样,小肠或阴道的上皮细胞、精子、少突细胞都是 CD4 阴性,均可通过半乳糖神经酰胺或相关的糖脂受体发生感染。HIV-1 和 HIV-2 都有很严格的宿主范围。

(三)抵抗力

HIV 对理化因素的抵抗力较弱。56 ℃ 30 分钟可灭活,20 ℃ 活力可保持 7 天。虽然病毒在干燥或冻干状态下相对稳定,但 HIV 对包括肥皂在内的各种去垢剂非常敏感(如 Triton-x,NP40)。0.5％漂白粉、70％乙醇、0.3％ H_2O_2 或 0.5％来苏处理 5 分钟,对病毒均有灭活作用。

二、致病性

HIV-1 于 1983 年被发现,次年证实它在病毒学和血清学上与艾滋病的早晚期相关。HIV-1 具有更强的感染力,是形成艾滋病大流行的原因。HIV-1 有 M 及 O 两个群,M 群又分为 A~H 等 8 个亚型,其中 B 及 C 亚型较为多见。HIV-2 于 1986 年被鉴别,其致病力明显低于 HIV-1。HIV-2 有 a~e 5 个亚型,其中与临床疾病有关的是 a 及 b 亚型,其中 3 个亚型于无症状带毒者中检出,HIV-2 的母婴传播率低,临床上以潜伏感染为主,偶尔也可以引起艾滋病。HIV-2 主要在西非流行,但在欧洲、巴西有发现,后在印度也逐渐流行。

艾滋病的传染源是 HIV 无症状携带者和艾滋病患者。HIV 主要经过 3 个途径传播:①密切的性接触;②污染 HIV 的血液或血制品或针头等;③母婴传播,包括经胎盘、产道或哺乳等方式传给婴儿。

人类 HIV 感染可引起多种疾病状态,包括急性单核细胞增多样综合征、长期的无症状感染、有症状感染以及艾滋病。在大部分感染的患者中,最初的临床表现称为"急性反转录病毒综合征",其特征为出现免疫激活和多系统功能紊乱的临床体征,表现为全身性淋巴结炎、咽喉炎、关节痛、疲劳、出疹和体重下降,出疹包括斑丘疹,特别是躯干部的斑丘疹,随后变为水疱性丘疹。在缺乏治疗的情况下,估计在感染后 10 年内有 50% 的人会发展为艾滋病。艾滋病可合并 Kaposi 肉瘤、卡式肺囊虫性肺炎、慢性腹泻(常由隐胞子虫引起)、隐球菌性脑膜炎、弓形体病、脑病、痴呆、CMV 性视网膜炎、食管念珠菌病、直肠肛门癌、B 细胞性淋巴瘤、肺结核、复发性肺炎和浸润性宫颈癌。

三、微生物学检测

常规用静脉穿刺采集血标本,用于血清抗体分析和病毒检测。HIV 亦可以从其他体液(如脑脊液、乳汁、尿液、泌尿生殖道分泌物等)和感染组织的活检标本(如肠组织)中检出和分离。

HIV 诊断的理论基础源于大量血清流行病学资料并且根据这些资料的积累和更新而进展。血清流行病学调查表明,感染 HIV 后,血液中最先出现 HIV 结构蛋白,这种抗原很快消失直到疾病后期才重新出现,数周后出现抗这些蛋白的 IgM 类抗体并很快消失,这时 IgG 类抗体出现并一直存在。因此,HIV 的实验室诊断以检测抗体为主,抗原及核酸等检测为辅。

(一)HIV 抗体的检测

HIV 结构蛋白有 10 种。根据其分子量大小及是否为糖蛋白而命名,如 P24 表示分子量为 24×10^3 的核蛋白,gp41 表示分子量为 41×10^3 的包膜糖蛋白。HIV 感染者血清中会出现对 HIV 不同结构蛋白的抗体,这些抗体在诊断中的意义不同。其中像 gp41 抗体等由于几乎在所有感染者和患者血清中都会出现,因而在诊断中占主要地位;有些抗体出现概率较低,在诊断中占辅助地位。因为 HIV 感染的诊断要求十分准确,抗体检测一定要经过初筛和确认两步,即初筛试验为阳性的血清还要经确认试验,确认阳性后方肯定为被 HIV 感染。

1. 初筛试验

初筛实验的要求是敏感性高,理论上要达到 100%,不能出现假阴性,对特异性要求不太严,允许有少量假阳性,这些假阳性可以被确认试验排除。排除假阳性的另一种方法是阳性结果一定要进行重复性试验,重复阳性的才算真正初筛阳性。商品化的初筛试剂盒品种很多,并且不断更新换代。国产试剂也有很大发展。下面介绍几种国内常用的初筛试验,其他方法如免疫荧光、放射免疫法等已逐渐被淘汰。

(1)ELISA:在 ELISA 检测中,因酶的催化具有高度的放大作用,因此,这种技术特异性强、灵敏度高、半衰期较长。这种方法可同时检测大量样品,易于半机械化操作和质量控制,是目前国际上最常用的初筛方法。

国际上商品化的 ELISA 试剂有两类。一是间接法试剂,大多数是将抗原包被在聚乙烯板小孔内的试剂,只有 Abbott 公司的产品是包被在小球上,同时要使用该公司的酶标仪。第二类是竞争法试剂,这种试剂操作时间短,操作方便,但对质量控制要求较严。

用于包被的抗原,最初是用提纯的病毒蛋白,假阳性较多。大部分厂家已淘汰这类第一代试剂,改用基因工程生产的细菌蛋白或化学合成的多肽抗原,使试剂的特异性明显提高。现在已有许多可以同时检测 HIV-1 和 HIV-2 抗体的 ELISA 试剂盒。

(2)快速蛋白印迹法:由于 ELISA 不适应中小实验室或小样品量的检测,因此许多快速简便的检测技术也相继问世。这些方法的优点是快速,能在几分钟或半小时内出结果;简便,步骤少,血清不稀释或直接在板上稀释,对仪器和反应温度无特殊要求,结果肉眼判断。

快速蛋白印迹法(RWB)整个操作过程只需约 30 分钟。本试剂采用重组病毒蛋白,通过蛋白印迹技术进行纯化并印迹于硝酸纤维膜上,用小量高浓度的血清及酶标二抗与其反应,大大减少反应时间。由于反应时间短,非特异性吸附较弱。

本法出结果快,无需特殊仪器,操作简单而且用肉眼观察结果。由于其源于蛋白印迹法,所以敏感性和特异性很高。重组抗原的使用减低了成本,作为初筛试剂,适于基层及临床检验实验室使用。此外,还有供家庭使用的单人份试剂。

(3)明胶颗粒凝集试验:将抗原致敏于明胶、乳胶或血细胞上,加入血清后,血清中 HIV-1 抗体会使致敏颗粒相互凝集,形成肉眼可见的凝集。这类试剂有明胶颗粒凝集试验(PA)、胶乳凝集试验(LA)、间接血凝(PHA)等,以 PA 较为常用。

(4)免疫斑点试验:基因工程重组的 HIV-1 抗原和/或化学合成的 HIV-2 抗原打点在可渗透的膜上,当血清样品滴于孔中时,特异抗体就会结合在膜上,液体成分则会渗透过去,经洗涤后加入胶体金颗粒聚集在一起会出现肉眼可见的红色点,可以以此判断结果,这一方法只需几分钟即可完成,并可进行单人份检测,无需任何仪器。

2.确认试验

蛋白印迹法(Western blot,WB):主要用于鉴别抗体,其敏感性和特异性均较高,是国际上主要使用的确认试验方法,我国规定确认试验只能用 WB 法,本实验操作简便,仪器简单。WB 制作要求较高,因而价格较贵。国际上同时有免疫荧光作为确认方法,以及采取几种初筛试验检测以达到确认的目的。

HIV 蛋白通过 SDS 聚丙烯酰胺电泳后,按分子量大小排列于胶上形成若干条特定蛋白区域,经印迹技术,被吸附在硝酸纤维膜上。用适当浓度的无关蛋白封闭无蛋白部位后,通过待检血清的孵育,特异蛋白的抗体与其对应抗原蛋白结合;漂洗掉非特异性结合的血清成分后,通过孵育酶标二抗和一抗结合;漂洗后与底物反应,底物在酶催化下显色,形成有色的沉淀物吸附在反应部位;肉眼可见反应部位的颜色反应,以此判断结果。

由于不同的抗原蛋白在诊断上具有不同意义,因此不同带型的出现可为诊断提供较多的信息。HIV-1 结构蛋白分 3 类:①*env* 基因编码的 gp160、gp120 和 gp41;②*gag* 基因编码的 P55、P24、P17 和 P15;③*pol* 基因编码的 P66、P51 和 P32。其中 gp160、P66 和 P55 是前体蛋白。强阳性血清通常对大部分带有反应,因此根据流行病学资料制定了结果判断标准,我国执行的是 WHO 标准。

(二)HIV 抗原的检测

研究表明在一些感染者中,可先于抗体检测出抗原,抗原的出现与 HIV 感染的临床进程有关,在病毒培养及药物研究中较为常用。诊断上多用于婴幼儿感染早期感染的诊断。

(三)HIV 核酸的检测

HIV 是一种反转录病毒,感染细胞后在细胞内形成病毒 cDNA,也可以进行诊断。通常所用的方法为 PCR。PCR 是最直接的诊断方法之一,而且最为敏感,但方法较为复杂,技术上要求很高,试剂昂贵,只被一些大的实验室用于疑难样品辅助诊断和婴幼儿感染诊断。

(四)HIV 的其他诊断方法及实验室诊断注意事项

1.其他诊断方法

从患者血淋巴细胞中分离培养 HIV,这种方法可取得 HIV 感染的直接证据,但病毒分离培养时间很长,成功率较低,对 HIV 感染者分离效果不佳,不能作为一种常规诊断方法。此外,还有检测淋巴细胞中反转录酶的方法,也是一种辅助手段。

2.HIV 实验室诊断注意事项

据目前掌握的流行病学资料,今后几年 HIV 在我国流行情况会进一步广泛和严重,各级医疗机构将不可避免地接触到 HIV 诊断。开展 HIV 诊断应注意以下几点。

(1)安全性:HIV 检测是一个非常严肃的工作,在检测中时时刻刻要注意避免实验室的病毒污染,为此,WHO 专门制定了安全规范。

实验室的感染来源主要是待检样品,检测试剂中的感染性成分往往经过灭活,已无传染性。工作人员被感染的主要途径是经皮肤破裂处进入血液,因此在检测时一定要戴手套。在开始从事 HIV 检测之前,必须进行严格的安全性培训。

(2)培训:从事 HIV 检测无需较高职称的技术人员,只需有一定的病毒血清学工作经验和上岗前经过培训即可。尽管各种检测技术很容易掌握,但由于 HIV 诊断的准确性要求,做到检测结果可信仍需在工作中不断接受培训,包括使用一种新方法前,都要接受适当的培训。

(3)操作:HIV 检测的操作正向简单化方向发展,对操作人员的要求已变为每一个步骤严格的质量控制。实验室内应设专人长期从事 HIV 检测,并有详细的质量控制和自己的标准化操作规程。

(4)方法和试剂选择:不同实验室对方法和试剂的选择不同。如样品量很大,应选择自动化程度较高的方法;样品量较少,可选择容易操作,特别是可进行单个样品检测的方法。同样的方法,在试剂选择时也值得注意,如 ELISA,在选择时应注意血清稀释度、操作时间,选用血清稀释度低(如 1∶10,1∶20)、操作时间短的试剂。

参 考 文 献

[1] 唐恒锋.实用检验医学与疾病诊断[M].开封:河南大学出版社,2021.

[2] 郑文芝,袁忠海.临床输血医学检验技术[M].武汉:华中科技大学出版社,2020.

[3] 杨云山.现代临床检验技术与应用[M].开封:河南大学出版社,2022.

[4] 曹颖平,陈志新,王梅华.临床检验常用图谱与病例分析[M].北京:中国科学技术出版社,2022.

[5] 岳保红,杨亦青.临床血液学检验技术[M].武汉:华中科技大学出版社,2022.

[6] 李杰.医学检验技术与临床应用研究[M].沈阳:辽宁科学技术出版社,2020.

[7] 马素莲.临床检验与诊断[M].沈阳:沈阳出版社,2020.

[8] 耿鑫金.现代医学检验技术与临床应用[M].长春:吉林科学技术出版社,2020.

[9] 刘元元.临床基础检验学[M].长春:吉林科学技术出版社,2020.

[10] 张良忠.新编检验医学与临床应用[M].哈尔滨:黑龙江科学技术出版社,2020.

[11] 安倍莹.现代医学检验技术与临床应用[M].沈阳:沈阳出版社,2019.

[12] 倪友帮.医学检验技术与临床诊断应用[M].天津:天津科学技术出版社,2020.

[13] 刘燕.实用医学检验技术与应用[M].哈尔滨:黑龙江科学技术出版社,2020.

[14] 姜维.临床检验技术基础与应用实践[M].长春:吉林科学技术出版社,2020.

[15] 朱磊.现代检验与临床[M].天津:天津科学技术出版社,2018.

[16] 别俊.现代检验技术与应用[M].长春:吉林科学技术出版社,2019.

[17] 蒋小丽.临床医学检验技术与实践操作[M].开封:河南大学出版社,2020.

[18] 向焰.当代检验医学与检验技术[M].哈尔滨:黑龙江科学技术出版社,2020.

[19] 王娜.实用基础检验与临床[M].长春:吉林科学技术出版社,2020.

[20] 吕世静,李会强.临床免疫学检验[M].北京:中国医药科技出版社,2020.

[21] 李晓哲.新编医学检验技术与临床应用[M].福州:福建科学技术出版社,2019.

[22] 石红梅,胡素侠,李海平.检验实验操作技术与临床应用[M].上海:上海交通大学出版社,2018.

[23] 孙玉鸿,郭宇航.医学检验与临床应用[M].北京:中国纺织出版社,2020.

[24] 刘继国.现代临床检验技术与应用[M].天津:天津科学技术出版社,2019.

[25] 连福炜.现代临床检验与技术[M].天津:天津科学技术出版社,2020.

[26] 孙凤春.临床检验技术应用新进展[M].长春:吉林大学出版社,2019.

[27] 杨春霞.临床检验技术[M].长春:吉林科学技术出版社,2019.

[28] 王海晏.现代检验技术与应用[M].北京:金盾出版社,2020.

[29] 陈增华.新编医学检验技术与临床应用[M].开封:河南大学出版社,2019.

[30] 段丽华.医学检验技术与临床应用[M].昆明:云南科技出版社,2019.

[31] 叶剑荣.现代检验技术与应用[M].昆明:云南科技出版社,2020.

[32] 党海燕.检验医学与临床应用[M].南昌:江西科学技术出版社,2018.

[33] 刘玲.当代临床检验医学与检验技术[M].长春:吉林科学技术出版社,2020.

[34] 张勤勤,齐友萍,孙艳.临床检验基础[M].长春:吉林科学技术出版社,2020.

[35] 黄艳芳.前质量控制在尿常规临床检验中的应用及对准确性的影响[J].中国药物与临床,2021,21(4):677-679.

[36] 莫超越,黄贤元.网织红细胞检测及其在疾病诊治的临床应用研究进展[J].检验医学与临床,2021,18(15):2288-2291.

[37] 张秀清.血液生化检验过程中血清胆固醇异常的原因分析[J].中国现代药物应用,2021,15(2):43-45.

[38] 李淼.对比尿液干化学检验法、尿沉渣检验法展开尿常规检验的价值[J].中国医药指南,2022,20(17):9-12.

[39] 刘惠涛.乙型肝炎患者血清免疫球蛋白水平临床检验结果分析[J].航空航天医学杂志,2022,33(5):553-555.

[40] 董磊,臧磊,王娇娇.过敏性紫癜患儿免疫球蛋白、补体水平及抗核抗体检测分析[J].分子诊断与治疗杂志,2022,14(3):467-470.